HELMUT POSCH

Was ist Hildegard-Medizin?

Herausgeber und Verleger: Helmut Posch, A-4880 St. Georgen i. A.
Druck: Druckerei Hitzl, A-4880 St. Georgen i. A.

Vorwort

Das Wissen um die Gesundheit ist zu einer Existenzfrage geworden in einer Zeit, wo sich die traditionellen Einrichtungen im Gesundheits- und Sozialwesen als zu aufwendig und kostspielig erwiesen haben. Wenn die Gesundheit in der Welt von morgen nicht mehr finanzierbar wird, dann ist das Gesundsein schon heute ein Problem für alle geworden. Die Medizin würde unmerklich zu einer Großmacht wie Wirtschaft und Politik werden, die immer weniger Bezug zur Realität des kranken Menschen findet. Die zunehmende Übermedikalisierung aller Lebensverhältnisse führt letztlich zu einer Selbstaufgabe.
Wir suchen in dieser kritischen Situation deshalb ein erweitertes Konzept, eine ökologische „Umweltmedizin", die den Menschen in seinem Milieu, mit seiner Mitwelt und Erlebniswelt einbezieht.
Das uralte Programm hippokratischer Heilkunde, das den Menschen als Ganzen in seiner Welt zu erfassen suchte, tritt wiederum als Aufgabe für morgen in das Blickfeld.
Vor diesem Hintergrund wenden wir unser Augenmerk auf vergilbte Gesundheitsbücher der Heiligen Hildegard v. Bingen, durch welche wir wirklich in der Lage sind etwas an unserer Welt zu verändern.

Die Thematik führt von dem Bereich einer gesunden Lebensweise bis hin zu neuen Erkenntnissen auf dem Gebiet der Naturheilkunde. Dabei kommen die Irrtümer extremer Ernährungsrichtungen ebenso zutage, wie andererseits dogmatisch abgesegnetes Lehrbuchwissen mit neuen Perspektiven bereichert wird.
Die seinerzeit als die Prophetin Deutschlands im ganzen Abendland bekannte und anerkannte Mystikerin hinterließ in ihrem umfangreichen Schriftwerk zwei medizinische Werke, von denen es heißt, daß sie - wie alle anderen von ihr verfaßten Bücher auch - durch göttliche Inspiration entstanden. Ihren Aufzeichnungen zufolge erhielt sie von Gott den konkreten Auftrag:

„Schreibe, was du siehst und hörst, tue kund die Wunder, die du erfahren. Schreibe sie auf und sprich . . .“ (H. v. B.)

800 Jahre lang blieben die medizinischen Aufzeichnungen völlig unbeachtet. Man wußte zur damaligen Zeit wohl auch nichts damit anzufangen. So blieb es dem heute in Konstanz wirkenden Arzt Dr. med. Gottfried Hertzka vorbehalten, die zufällig wiederentdeckten Folianten im gegenwärtigen medizinischen Alltag zu erforschen und erproben. Und siehe da: Die angeführten Heilmittel wirken. Mehr noch, es offenbarte sich ein völlig neues, abgeschlossenes Medizinsystem. Nach einigen Jahren „Hildegard-Praxis“, welche von spektakulären Heilerfolgen begleitet waren, konnte er dieses Wissen nicht mehr für sich behalten und schrieb das Buch: „So heilt Gott“. Dadurch wurde erstmals ein größerer Kreis auf diese Naturheilmethoden aufmerksam. Dieses Buch fiel auch mir in die Hände. Ich war davon hellauf begeistert und gründete den Verein „Bund der Freunde Hildegards „, welcher sich zum Ziele setzt , die Lebens- und Heilweise nach den Schriften der Hl. Hildegard v. B. zu fördern.

Durch die Herausgabe von Mitteilungsheften, dem „St. Hildegard Kurier“, werden die Leser mit dieser neuen Heil- und Lebensweise vertraut gemacht. Die Beiträge stammen teils von Dr. med. Hertzka und zum anderen Teil von mir, aus der Sicht eines „mündig gewordenen Patienten“.

Die inzwischen Jahre zurückliegenden Hefte sind durch eine ständig wachsende Zahl der Hildegard-Freunde längst vergriffen. Von neu hinzukommenden Interessenten für die Hildegard-Medizin wird immer wieder der Wunsch geäußert, diese Hefte nachdrucken zu lassen oder gesammelt herauszugeben. Das vorliegende Buch ist nun die gewünschte Zusammenfassung der Hefte 1 - 20. Die Berichte wurden zum Teil überarbeitet und ergänzt. Die Beiträge aus der Feder von Dr. med. Hertzka sind kursiv und die Originaltexte der Hl. Hildegard fett gedruckt.

Die Wahrheit der Hildegard Medizin

Wahre Dinge behalten ihre Gültigkeit. Zu den für immer gültigen Aussagen zählt die Bibel. „Himmel und Erde werden vergehen, aber Meine Worte werden nicht vergehen". Auf die Worte in der Bibel ist also Verlaß.

Auch die Schriften der Heiligen Hildegard sind - wie sie selbst gesagt hat - durch göttliche Inspiration entstanden und haben ihre eigene Gültigkeit.

Allerdings ist nicht zu allen Zeiten allen alles Wahre recht. Jede Zeit hat ihr eigenes Mosaik, das sich aus mannigfachen Einflüssen, Erkenntnissen und Bestrebungen zusammensetzt. Welcher Raum dabei der Wahrheitsliebe eingeräumt wird, ist von Zeit zu Zeit verschieden. So gab es Zeiten, in denen man jemanden auf dem Scheiterhaufen verbrannte, weil er etwas sagte, was zwar wahr und richtig war, aber in jener Zeit für sehr unpassend befunden wurde.

Wie steht es da mit unserer modernen Zeit? Haben wir für die Wahrheit ein offenes Ohr? Die Hildegard-Medizin könnte hier zu einem Prüfstein werden. Ihre Angaben sind sicher wahr, wenn uns auch nicht alles verständlich ist. Wir aber glauben, daß Hildegard auch dort Recht hat, wo wir noch nicht mitreden können, weil uns das Wissen dazu fehlt. Wir sollten jedenfalls unseren heutigen Horizont nicht als absolut betrachten und alles, was uns unverständlich erscheint, als falsch aburteilen. Zu oft schon schwang sich der Mensch in die Höhen eines obersten Richters und urteilte über Dinge, von denen er wenig verstand.

Wir haben die Chance, unsere vielleicht nicht ganz auf dem richtigen Weg befindlichen Gesundheitsmethoden am Kompaß Hildegards zu orientieren und auszurichten. Wodurch unterscheidet sich die zeitlose Hildegard-Medizin von der modernen Medizin? Sehen wir uns dazu einige typische Hildegard-Rezepte an:

„Wer schon so geschwächt ist, daß er kein Brot mehr essen kann, nehme ein gleiches Gewicht Hafer und Ger-

ste, füge etwas Fenchel dazu, koch alles in Wasser, laß nach dem Kochen jenen Sud durch einen Lappen laufen und trinke diesen anstelle des Brotessens und mache so, bis es mit ihm wieder aufwärts geht". (H. v. B.)

Was fällt auf? Wenn einer kein Brot mehr essen kann, dann ist er schwerkrank. Nun sollten wir, die Angehörigen, eine Hafer-Gerstenschleimsuppe kochen. Und das dem Kranken so lange reichen, bis es mit ihm wieder aufwärts geht. In der Regel liegen solche Patienten aber nicht zu Hause auf der Couch, sondern ringen in der Intensivstation um ihr Leben. Wenn wir ganz ehrlich sind, wir würden uns so etwas auch gar nicht zutrauen: Einen schwerkranken Menschen, der nichts anderes mehr essen kann, zu Hause zu behandeln.
Selbst wenn es die einzige Rettung für diesen Menschen wäre, würden wir das nicht tun (?), denn wir haben die Verantwortung für unsere Gesundheit den Ärzten abgegeben. Sind wir für unsere Gesundheit nicht zuerst selbst zuständig? Nach Hildegard - ja! Sie sagt, das sei zuerst Dein ureigenstes Problem. Du selbst bist für Deine Gesundheit verantwortlich und zuständig. Zumeist heißt es in ihren Rezepten: **„Mach Dir, nimm dies oder jenes und Du wirst geheilt"**. Sie duzt uns und spricht den Kranken an. Dahinter verbirgt sich freilich mehr, als wir in unserer ablehnenden Haltung erkennen wollen: Jede Krankheit hat uns etwas zu sagen, sollte uns im Zuge einer Selbstdiagnose und dem Versuch, uns selbst wieder zu heilen, anders, ein wenig besser machen. Wenn wir jedes Wehwehchen mit Pillen wegzaubern, lernen wir unsere Schwachstellen nicht einmal kennen.
Zugegeben, es paßt nicht in unser System, nicht in unsere Zeit und wird sich - wer weiß wann - dennoch als zielführend erweisen.
Hildegard läßt uns nicht nur kleine Wehwehchen selbst kurieren:

„Wer Gelbsucht hat, die königliche Krankheit, oder Fieber, laß Brunnenkresse in der Pfanne schwitzen und esse sie oft warm, und er wird geheilt". (H. v. B.)

Ja, St. Hildegard schrieb Rezepte gegen leichte und schwere Krankheiten ohne Unterschied auf ein und dasselbe Blatt. Sie mutet uns auch zu, die Rezepte selbst anzuwenden. Oder sind es am Ende gar keine so schweren Krankheiten? Ist Gelbsucht eine schwere Krankheit? Es kommt darauf an, ob Virus A oder Virus B im Spiele ist, werden Sie sagen. In der modernen Behandlung dauert diese Krankheit immerhin einige Wochen. Nach der Methode Hildegards nur ein paar Tage, egal welcher Virus daran Schuld ist. Es müßte ausgerechnet ein Gallenstein die Gallenwege verstopfen, dann würde die Brunnenkresse vermutlich nicht helfen und müßte der Arzt gerufen werden. Das kommt in hundert Fällen vielleicht einmal vor. Glauben Sie nicht, es gäbe bei Hildegard keinen Platz für den Arzt. Im Gegenteil, sie kann auch ein Dutzend Spezialisten ausbilden. Nur: Ob wir wirklich wegen jedes Wald- und Wiesenhustens den Arzt aufsuchen müssen, wäre einmal zu überlegen.

Im Babylon der Ernährung

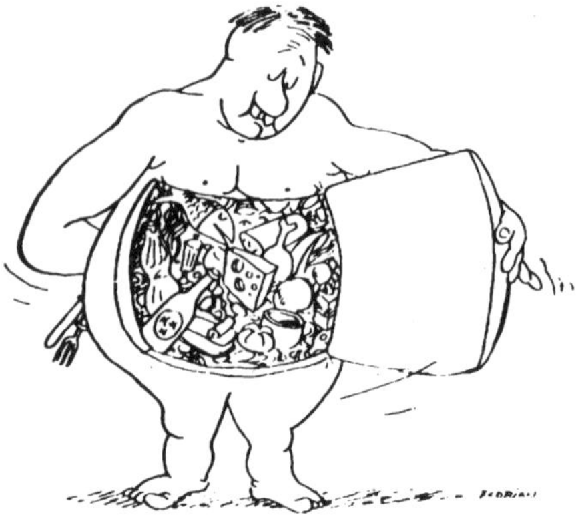

Darüber sind sich die Fachleute einig: Der Fehler muß in der Ernährung liegen. Wie könnte man sonst die ungeheure Anzahl Stoffwechselkranker, Herzkranker, Krebskranker usw. heute verstehen? Es fragt sich nur, welches Ernährungssystem das Richtige sei; darüber sind sich die Fachleute nicht einig: Der eine schwört auf Rohkost, ein anderer behauptet, das sei auf die Dauer nicht möglich. Das Salz sei des Menschen großer Feind! Nein, der Industriezucker, höre ich soeben. Eine Yin und Yang-Spezialistin löst das Problem: Es muß Vollmeersalz sein, das sei nämlich YANG. Gemüse und Früchte hingegen sind YIN und deshalb zu meiden. Schon protestieren die Vitaminjäger: Frischgemüse enthält wertvolle Vitamine und Ballaststoffe. Die Karotten das so wichtige Vitamin A. Prompt taucht eine neue Philosophie auf: Alle Früchte, die unter der Erde wachsen, machen schwerfällig. Das ruft die Kartoffelanhänger auf den Plan: Man muß sie mit den Schalen essen und auch das Abkochwasser trinken. Endlich: Der Mensch ist ein Allesfresser. Als Beweis dafür hält er uns sein Gebiß vor die Nase.

Doch schon kommt wieder ein Einwand: Nur keine Butter, denn sie erzeugt Darmstörungen. Auf Werbeplakaten hingegen steht geschrieben: „Butter kann durch nichts ersetzt werden!“ Was stimmt? Wir dürfen nicht alles pasteurisieren, homogenisieren, aromatisieren, konservieren und degradieren, sagt ein anderer Fachmann. Spuckt aus, was süß ist, heißt die nächste Theorie. Wie gerufen vernehmen wir dazu das Ergebnis eines klinischen Tests an Neugeborenen: Auf alle Geschmacksrichtungen reagieren die Babys abwehrend bis spuckend. Nur bei süß lächeln sie! Der Fehler, so meinen viele, liege ganz woanders: Frühstücke wie ein Fürst . . . - das sei das Ei des Kolumbus! Umgekehrt: Morgens wie ein Bettler und abends wie ein Fürst sei richtig, meint eben ein anderer. Genügts? Oder sollen wir den Streit über Trennkost, Vollwert und Füllwert, Apfelessig, Kohlensäure, Getreidemischungen und vielen anderen mehr, auch noch austragen?

Der informierte Leser weiß ohnehin, wieviele extreme Ernährungsrichtungen in den letzten Jahrzehnten aus dem Boden wucherten. Niemand weiß, wem er glauben soll und wer recht hat.

Betrachten wir die gute Seite: Gerade durch den etwas hitzigen Gärungsprozeß an Meinungen und Theorien kam es zu einem Überdenken der Ernährungsgewohnheiten. Selbst wenn sich einzelne Thesen als nicht zielführend erwiesen, trugen sie an dem fällig gewordenen Wachrütteln des Volkes bei.
Lag zeitweise ein übertriebenes Vitamindenken an der Spitze des Wettlaufes, gefolgt von einem ausgewogenen Eiweiß-Fett- und Kohlehydrateverhältnis, überrundeten bald darauf die Mineralstoffe, Fermente, Spurenelemente und Enzyme das Rennen. Zur Zeit könnte man sagen, es sei ein Kopf-an-Kopf-Rennen und auf folgenden gemeinsamen Nenner zu bringen: „Der Wert unserer Nahrung hängt nicht allein von der Menge und einem bestimmten Verhältnis der Grundnährstoffe wie Eiweiß, Fett und Kohlehydrate zueinander ab, sondern vom Vitalstoff.

Also von Vitaminen, Mineralstoffen, Spurenelementen und dergleichen mehr.

An dieser Stelle müssen wir einen Schlußstrich ziehen, denn vieles davon ist gut und brauchbar: Die Erkenntnisse über Funktion und Auswirkung der Vitamine, Enzyme, Fette, Eiweiß usw. Wir kennen den Chemismus vieler Vorgänge des Stoffwechsels. Es gibt genaue Analysen bis in die millionstel Gramm über die Zusammensetzung unserer Nahrungsmittel. Man glaubt zu wissen, was den Stoffwechsel fördert oder stört. Der Mensch ist jedoch kein Stoffwechseltier wie die Amöbe, auch keine chemische Fabrik wie die Chemie-Linz AG, und der Sinn seiner Nahrungsaufnahme ist nicht mit dem Volltanken eines VW zu vergleichen. Trotz der analytischen Errungenschaften und Detailkenntnisse weiß letztlich niemand, was für den Menschen zu essen und trinken am besten sei. Parolen wie: „Eßt viel Obst und Gemüse, Vollgetreideprodukte aus Weizen, Hafer, Roggen, Gerste, Reis, Hirse, Buchweizen, Mais und Hülsenfrüchte, dazu trinkt Fruchtsäfte, Mineralwasser, aber keinen Alkohol und eßt wenig Fleisch!" erinnern an eine Mastfütterung mit all ihren Auswirkungen. Das kann noch nicht der Weisheit letzter Schluß sein. Worauf es nun wirklich ankommt, erfahren wir bei Hildegard von Bingen:

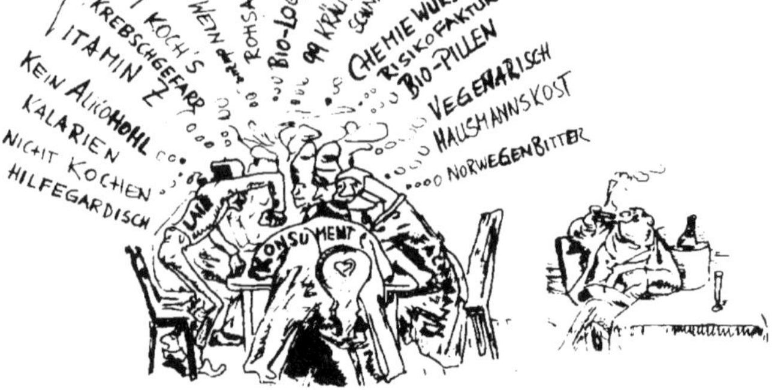

Die Ernährungslehre nach Hildegard v. B.

In unserem derzeitigen Ernährungssystem wird derselbe Fehler gemacht wie bei der Beurteilung eines Menschen. Nicht die Tugenden und charakterlichen Qualitäten sind ausschlaggebend, sondern der Titel, die Zusatzversicherung, das Einkommen und Vermögen. Wer etwas hat, zählt, wer nichts hat, ist ein Niemand. Nach diesen Kriterien wird man doch heute „von Kopf bis Fuß" bewertet. Ebenso machen wir es mit den Früchten dieser Erde. Vitamine werden mit Geld verglichen und sind demnach immer gut. Was weiter zählt, ist ja hinlänglich bekannt: Eiweiß, Fett, Kohlehydrate, Spurenelemente usw.

Kein Mensch sieht auf den Charakter! Genau danach unterscheidet Hildegard. Sie sieht auf den feinen Unterschied, auf die Subtilität eines Geschöpfes, auf den Charakter. Wir lernen erstmals den haushohen Unterschied zwischen Apfel und Pfirsich kennen. Da wird nicht nach Vitaminen gefragt. Eine Frucht kann trotz vieler Vitamine für den Menschen schädlich sein. Wir werfen heute alles in einen Topf: Obst ist Obst, Hülsenfrüchte sind Hülsenfrüchte, das ist der größte Irrtum unserer Zeit. Fleisch ist nicht gleich Fleisch. Zwischen einem Schweinefleisch und einem Schaffleisch sind wesentliche Unterschiede. Das Wesen und die Beschaffenheit eines Schweines sind ganz anders, als beim Schaf. Hier beginnt die Ernährungslehre Hildegards. Sie werden noch staunen, wieviele von den vermeintlich gesunden Früchten in Wahrheit ungesund sind. Andererseits werden wir auf bisher unbeachtete und dazu noch sehr gesunde Nahrungsmittel aufmerksam gemacht. Hildegard ist als Ganzes eine Überraschung. Am Anfang sieht es aus, als würde sie das Chaos erst perfekt machen, denn sie läßt uns eigentlich recht gut leben: Bier und Wein z.B. zählen bei ihr zu den gesündesten Getränken. Dabei sind wir geradezu darauf gedrillt, jeden Alkoholgenuß als sündhaft hinzustellen. Weil wir eben alles in einen Topf werfen und nicht Gutes von weniger Gutem unterscheiden können. Auch zwischen Rum und Wein liegen Welten. Daß uns darauf erst die Heilige Hildegard hat aufmerksam machen müssen, beweist eigentlich nur unsere Kurzsichtigkeit. Nun lassen wir uns einmal überraschen:

Äpfel

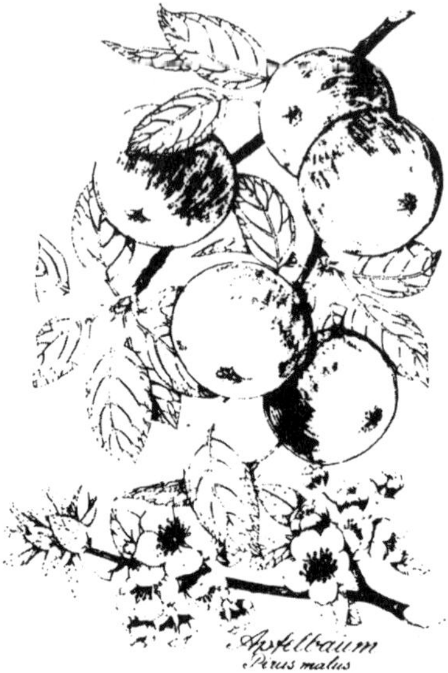

„Die Frucht dieses Baumes ist zart und leicht verdaulich und schadet roh keinem Gesunden. Denn die Äpfel wachsen und erquicken sich am Tau der Nacht vom ersten Schlaf bis fast vor Tagesanbruch. Deshalb sind sie roh Gesunden gut zu essen, weil sie aus starkem Tau gekocht sind. (H. v. B.)

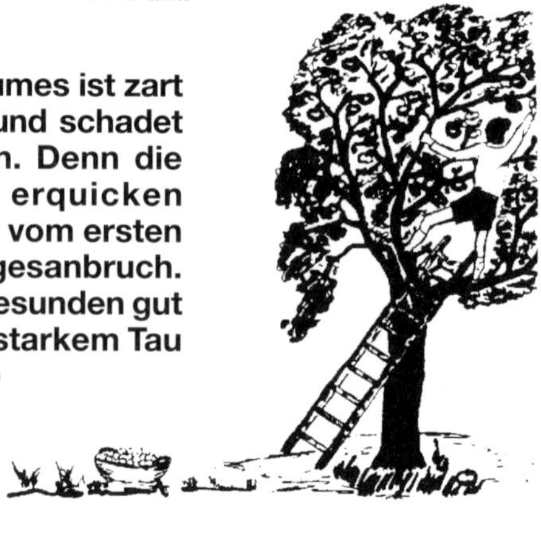

Kränklichen aber schaden rohe Äpfel etwas, weil diese eben schwächlich sind. Gekocht und gebraten sind sie gut für Starke und Sieche. Wenn die Äpfel alt und runzelig geworden sind, also im Winter, können Gesunde und Kranke sie gut roh essen". (H. v. B.)

Täglich einen Apfel erspart den Arzt, sagt ein altes Sprichwort. Benedikt, der Ordensvater, ordnete an, daß jeder seiner Mönche täglich einen Apfel auf den Tisch bekam.

Wir sollten den Äpfeln in unserem Speiseplan einen viel größeren Raum geben. Wann haben wir das letzte Mal Äpfel gebraten? Etwa zu Weihnachten, weil der herrliche Duft

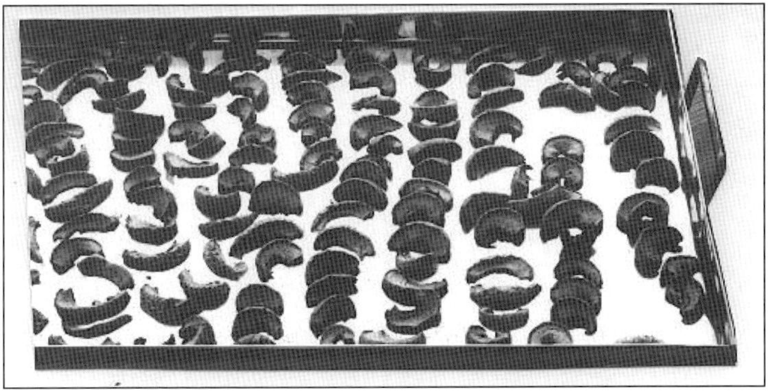

die moderne Wohnung in eine nostalgische Almhüttenatmosphäre verwandelt? Wie oft gibt es Apfelkompott, Apfelmus oder hausgemachten Apfelstrudel als Nachtisch? Wer erinnert sich noch an die süßen Apfelspalten? Der Europäer hat sich diese Verdauungsmedizin durch Kaugummi, Kartoffelchips, gesalzene Erdnüsse und anderes Nasch- und Knabbergebäck verdrängen lassen. Allein der Apfelsaft kann seinen Platz noch behaupten.

Birnen

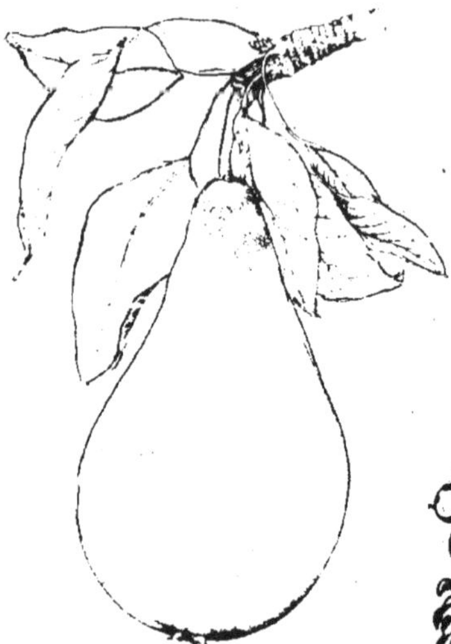

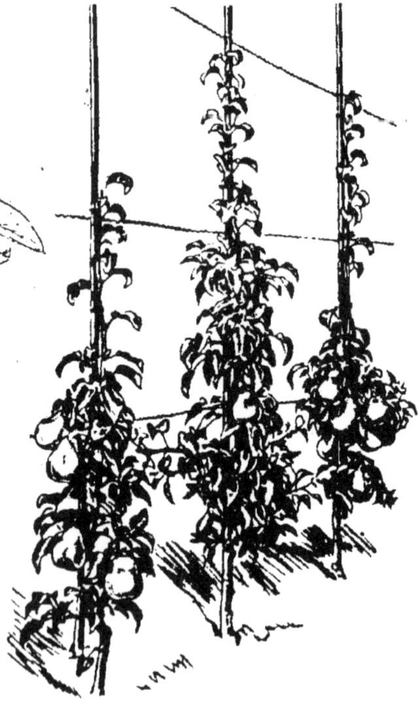

„Der Birnbaum ist mehr kalt als warm und so schwer und fest im Verhältnis zum Apfelbaum wie die Leber im Verhältnis zur Lunge. Denn wie die Leber ist er kräftiger und nützlicher, stiftet aber auch mehr Schaden als der Apfelbaum. Wurzel, Blätter und sein Saft taugen seiner Grobheit wegen nicht zu Heilmitteln, wohl etwas seine Misteln, die gelegentlich auf ihm wachsen.

Die Birnenfrucht ist schwer, gewichtig und rauh. Wird sie roh übermäßig gegessen, macht sie Kopfweh und Dämpfigkeit in der Brust, da sich vom Birnsaft etwas in der Brust niederschlägt und angezogen wird, wobei sich der Saft auch in der Leber und Lunge gleich Bleisinter wie Weinstein verhärtet. Deshalb entstehen in der Leber und in der Lunge oft große Leiden. Wie ein Mensch manchmal schon vom Geruch des Weines satter wird, so mischt sich auch der Birnsaft unter den Atem, der davon rauh wird. Darum atmet auch einer schwer, nachdem er rohe Birnen aß, woraus manchmal viele Schwächen in seiner Brust entspringen.

Wenn nämlich gegen Tagesanbruch die Kräfte des Taues sinken, weckt der Tau erst die Birnen. Sie machen deshalb im Menschen Unsäfte, die nicht (vom Tau) gekocht werden, weil sie ja aus dem bereits sich auflösenden Tau wachsen. Wer also Birnen essen will, koche sie in Wasser oder brate sie am Feuer. Doch sind sie gekocht besser als gebraten, weil das Wasser den in ihnen enthaltenen Saft allmählich auszieht, das Feuer aber heftig wirkt und beim Braten nicht allen Saft entzieht. Gekochte Birnen beschweren auch etwas den Esser, weil sie die Fäulnis in ihm aufsuchen und mindern und brechen und mit sich (ab)führen". (H. v. B.)

Siehe, es darf gekocht werden! Da gehen doch alle Vitamine verloren, werden Sie denken. Keine Angst vor dem Kochen, Braten, Dünsten und Trocknen. Da wären unsere Alten nicht so alt geworden, wenn das alles wertlos gewesen wäre.

Wie wir soeben bei Hildegard gehört haben, belasten roh verzehrte Birnen die Brust und führen zu Kopfweh. Die gekochten Birnen reinigen eine faule Darmflora und führen alles Unrechte ab. Wer sich mit Hildegard anfreunden will, muß freilich umdenken.

Bei häufigem Genuß roher Birnen verhärtet sich der Saft der Birnen gleich Bleisinter in der Leber und Lunge.

Haben Sie das schon mal gehört? Und dadurch entstehen oft große Leiden.

Welcher Arzt hat seine Leber- und Lungenpatienten bisher vor dem Genuß roher Birnen gewarnt? Wohl kaum einer. Keinem Kranken wurde noch gesagt, daß für ihn gebratene und alte, verrunzelte Äpfel gesünder sind, als knackfrische.

Der Apfel wächst durch den Tau der Nacht. Die Birne wächst erst bei Tagesanbruch, wenn sich der Tau bereits auflöst und bereitet **deshalb** den Menschen Unsäfte. Der Tau kann die Birne erst gegen Tagesanbruch „wecken", aber nicht mehr „kochen", weil die aufgehende Sonne den Tau bereits verzehrt. Wer kann da mitreden? Wer weiß heute, wann was und warum wächst? Sind dies nicht alles völlig neue Einblicke? Müssen uns andererseits solche Angaben bei all dem, womit heute die Früchte gespritzt werden, nicht bedenklich stimmen, wenn allein der Tau soviel auf sich hat?

Pflaumen

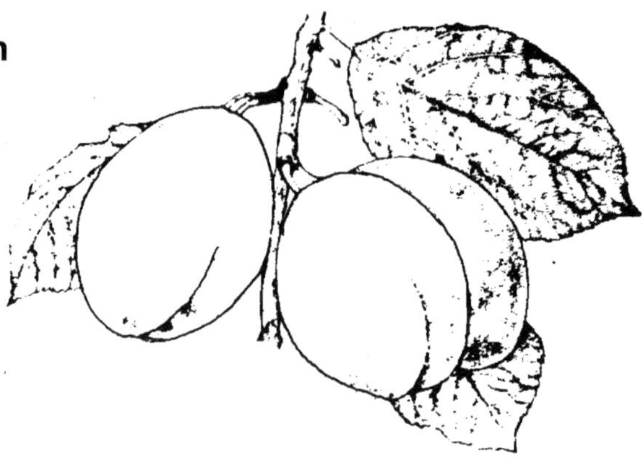

„Die Frucht dieses Baumes zu essen, ist Gesunden wie Kranken schädlich und gefährlich, weil sie Gallsucht im Menschen erregt und die bitteren Säfte vermehrt, allfälli-

ge Verseuchung aufwühlt, und sie ist deshalb so schlecht zu essen wie ein Unkraut. Wer darum Pflaumen essen will, esse mit Maß. Der Gesunde kann nämlich mit dem Verspeisten fertig werden, der Sieche aber leidet“.
(H. v. B.)

Dieses „Urteil“ gilt für alle Artverwandten. Es heißt weiters:
„Alle Pflaumenarten, ob Roßpflaume, Gartenschlehe, Kriecherln oder die wilden haben diese unguten Kräfte in Rinde oder Blättern und ein gleiches Wesen in der Frucht. Nur mit dem Unterschied, daß derartige Bäume mit größeren Früchten auch größere (schädlichere) Kräfte enthalten“. (H. v. B.)

Wieder ein „Obst“, an dem uns Hildegard den Appetit verdirbt? Zugegeben, es fällt einem schwer, Hildegard in allem Glauben zu schenken. Würden wir von Hildegard nur jenen Teil annehmen, den wir heute verstehen, so hindern wir uns selbst daran, Fortschritte zu machen.

Hildegard war nicht auf das Wissen ihrer Zeit angewiesen. Sie schrieb auch nichts aus Erfahrung, wie wir schon hörten, sondern schöpfte aus dem Wissen des Allwissenden. Das müssen wir endlich zur Kenntnis nehmen.

Müßten wir nicht froh und dankbar sein, einmal den wahren Sachverhalt der Naturdinge zu erfahren? Obwohl wir uns für so gescheit halten, kämen wir ohne Unterweisung durch Hildegard nie auf diese entscheidenden Erkenntnisse.
Mit Naturhuldigungen allein ist uns bei aller Liebe zu der Natur auch nicht gedient. Wem nützt es, wenn in einem 08/15-Kräuterbuch geschrieben steht: „Zwetschken sind eine sehr wertvolle Diätspeise bei Nierenerkrankungen, bei Gicht, Rheumatismus, Leberleiden, und bringen, ob nun roh oder gekocht genossen, die erwünschte Abwechslung in die sonst monotone Kost dieser Patienten . . .“

Sicherlich recht gut gemeint, leider völlig daneben. Weder für den Gesunden und noch weniger für den Kranken sind Zwetschken gut. Das sagt uns bisher einzig und allein Hildegard. Wer kann uns heute sagen, welche Frucht für den Menschen gesund oder ungesund ist? Die Eintopflehre „Obst und Gemüse“ oder die Vitaminhysterie sind leider nur halbe Wahrheiten.

Es ist also nichts mit den verdauungsfördernden Pflaumen, die landauf landab zu diesem Zweck über Nacht in Wasser eingeweicht und dann gegessen werden. Die abführende Wirkung kann man mit dem Genuß unreifer Früchte vergleichen. Auch davon bekommt man Durchfall. Das sagt aber noch lange nicht, daß dies auch gesund sei.
Vielleicht ist es Ihnen ein Trost, wenn ich Ihnen zum Thema Pflaume abschließend noch sage, wozu der Pflaumenbaum doch nützt. Er hilft gegen Haarausfall und Schuppen.

Ein Haarwuchsmittel

„Mach Asche aus Rinde und Blättern dieses Baumes und von dieser Asche eine Lauge und wem das Haupt schuppt oder welkt, der wasche es oft mit dieser Lauge, und es wird heil und schön und treibt viele prächtige Haare“. (H. v. B.)

Das glauben Sie nun auch wieder nicht, oder? Was gäben die Shampooerzeuger doch dafür ein wirksames Haarwuchsmittel zu finden.

Ich kann Ihnen nur versichern, daß bereits einige Hildegard-Freunde mit dieser Lauge Überraschungen erlebten. Dem einen sind zum Staunen seines Friseurs kleine Haare nachgewachsen, ein anderer wurde endlich die Schuppen los. Nur ist es ein wenig mühsam, zu dieser Asche zu gelangen. Man muß Äste entrinden und Blätter sammeln und nach dem Trocknen verbrennen. Diese

Asche rührt man in warmes Wasser und wäscht sich häufig damit den Kopf.

Herr H. St. aus Niederdorf schreibt mir:
„Auch von der Zwetschken-Blätter-Rindenasche kann ich berichten. Ich hatte viele Schuppen mit lästigem Jucken. Konnte mit dieser Lauge einen durchschlagenden Erfolg erzielen, zum Spott so mancher Shampoos. Meine Schwester berichtete mir: Diese Lauge ersetzt auch den Haarfestiger. Die Haare fliegen nicht nach der Wäsche und das Kopftuch rutscht nicht".

Was glauben Sie, sind Pfirsiche gesund? Wenn ja, warum wohl?

Der Pfirsichbaum

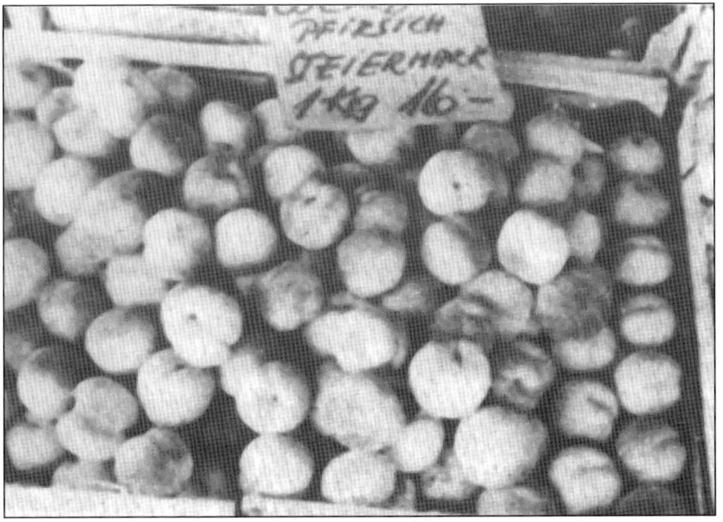

„Dieses Baumes Frucht taugt weder Gesunden noch Siechen zum Essen, weil sie die guten Säfte zersetzt und in seinem Magen Schleim erregt". (H. v. B.)

Wieder fällt ein Stück „vitaminreiches Obst“ ins Wasser. Erkennen wir langsam, daß wir nicht jede Frucht über ein und denselben Leisten biegen dürfen.
In einem Satz sagt Hildegard Dinge, die uns mit einem Schlag verstummen lassen. Entweder wir glauben ihr und sehen, wie weit wir von der Wahrheit entfernt sind, oder wir glauben ihr nicht und machen weiter, wie bisher. Andererseits wissen wir aber doch nicht, woher die vielen Krankheiten kommen. Wir wissen nur, irgendwo steckt der Wurm drinnen, aber wo? Erfahren wir es durch Hildegard, schütteln manche schon wieder den Kopf: Daran, nein daran kann es auch nicht liegen. Hochmütige haben es bei Hildegard wirklich schwer.
Wenn Pfirsiche die guten Säfte zersetzen, den Stoffwechsel stören, die Zellreinigung hemmen und dazu noch Schleim im Magen erzeugen, ist das ein Beweis, daß das ‚Vitamindenken‘ alleine nicht ausreicht, um die wahren Werte einer Frucht zu erkennen. In diesen knappen Worten steckt mehr Wissenschaft, als wir auf den ersten Blick annehmen .
Hildegard zeigt uns Zusammenhänge, entscheidende Faktoren, von denen wir heute samt und sonders noch keine Ahnung haben.

Der Dattelbaum

„bezeichnet die Glückseligkeit. Wer die Frucht dieses Baumes kocht und ißt, verschafft seinem Leib so viel Kraft wie durch Brot, nur daß es ihn leichter dämpfigt und beschwert, wenn er davon zuviel ißt“. (H. v. B.)

Endlich wieder einmal eine genießbare, ja gesunde Frucht. Vorausgesetzt, daß man sich davon nicht überißt. Nun, Maß halten sollten wir ja in allem, nicht nur beim Essen. Dann ist diese Frucht so wertvoll wie Brot. Das will - so Hildegard dies sagt - schon was heißen.
Die Frucht könnte uns z. B. darüber Aufschluß geben, von welchen Kriterien es abhängt, daß eine Frucht für den Menschen gesund oder ungesund ist. Man müßte

nur einmal zum Vergleich Pflaumen oder Pfirsiche und vergleichsweise dazu Datteln, genau untersuchen. Vitamine haben sie alle. Es müssen also noch andere feststellbare Unterschiede vorhanden sein. Leider fehlt's noch an Hildegard-Forschern, welche sich hier Verdienste erwerben könnten.

Der Ölbaum

„bezeichnet das Mitleid. Das Öl der Früchte (Olivenöl) dieses Baumes taugt nicht viel zum Essen, weil es nach dem Essen Brechreiz hervorruft und andere Speisen schlecht genießbar macht. Es ist aber für viele Heilmittel nützlich". (H. v. B.)

Bestens! Nun wissen wir nicht einmal mehr, womit wir kochen sollten. Olivenöl scheidet aus, ist ungesund und vermindert die Qualitäten aller damit in Berührung kommenden Speisen. Womit sollten wir kochen, werden Sie fragen. Mit Butter! Ich sage es freiwillig schon an dieser Stelle, damit Sie mir nicht verzweifeln. Butter kann durch nichts ersetzt werden. Dieser Werbeslogan stimmt zufällig. Auch Butterschmalz und Sonnenblumenöl ist gut. Nur eben kein Olivenöl. Resignieren Sie, oder dämmert es langsam, wieviele versteckte Küchengifte noch unerkannt an unserer Gesundheit nagen?
Magenempfindliche Personen merken bald, was ihnen nicht gut tut. Dazu zählen alle mit Olivenöl zubereiteten Speisen. Selbst auf die beliebten Pommes frites wird einem Magenschwachen übel. Das alles finden Sie freilich in keinem Kochbuch, keinem Kräuterbuch und selbst Diätassistentinnen lernen viel Unfug.

Der Maronibaum

Wie oft laufen wir bei einem Maronibrater eilends vorbei. Der Mann verkauft Gesundheit, ohne es zu wissen: Wahre Kernenergie!

„Alles, was an ihm ist (Maronibaum) und auch seine Frucht ist nützlich gegen jegliche Schwäche im Menschen". (H. v. B.)

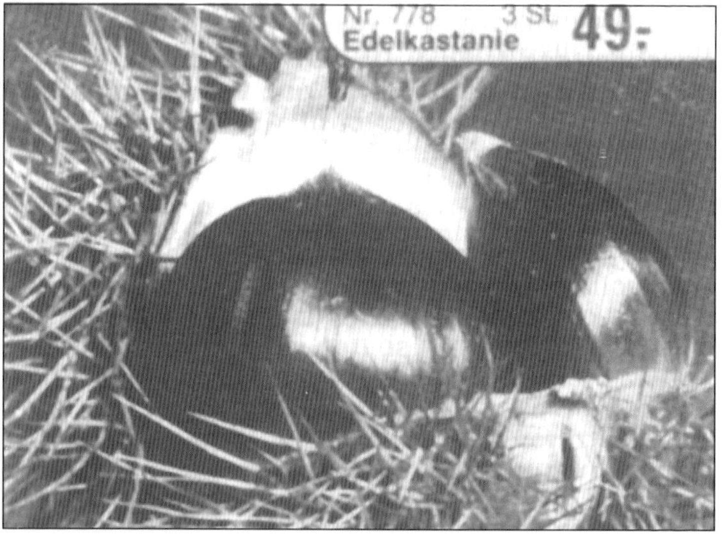

Sie haben richtig gelesen: Gegen jegliche Schwäche! Eine Art Universalmittel. Wenn Hildegard einem Baum ein so gutes Zeugnis ausstellt, dann sollten wir uns diesen gut merken. Wer einen eigenen Garten hat, pflanze anstelle der Pflaumenbäume oder den exotischen Ziergehölzen lieber einen Edelkastanienbaum. Da wächst ein für die Gesundheit vielleicht sogar unbezahlbarer Wert heran. Sehen wir uns die vielseitigen Einsatzmöglichkeiten an:

Maroni gebraten

„Wer an Milzschmerzen leidet, röste diese Kerne etwas in Feuer, esse sie oft mäßig warm und seine Milz wird warm und bestrebt sich völliger Gesundung“. (H.v. B.)

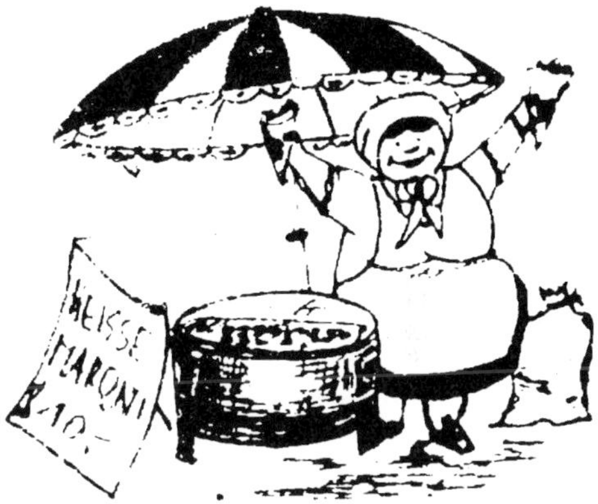

Ein Heilmittel für Milzleiden. Die Milz wird in der modernen Medizin und Literatur auffallend wenig beachtet. Ich bat deshalb Dr. Hertzka, diese Textstelle zu übernehmen.

„Daß unsere Gelehrten mit der Milz, die doch ein recht großes Organ ist, noch so wenig anfangen können, hängt zum Teil damit zusammen, daß wir von den Blutgasen noch relativ wenig wissen. Denn nach Hildegard werden die Gase aus den Gedärmen über den Blutweg der Milz zugeführt und machen sie krank. Die kranke Milz aber wirkt auf das Herz und verursacht Angina pectoris (Herzschmerzen) und alles, was sich dahinter verbirgt. Also der ganze Rattenschwanz der „modernen“ Herzleiden. Nicht ganz unerwähnt soll auch bleiben, daß nach Hildegard, die Rohkost ausgesprochen milzschädigend wirken kann. Ich kann darum für den heutigen Rohkosttrend nicht die Begeisterung aufbringen, welche manche Naturapostel von mir erwarten, wenn sie mir stolz erzählen, wieviel „Rohes“ sie doch im Dienste ihrer Gesundheit zu sich nehmen“.

Maroni gekocht

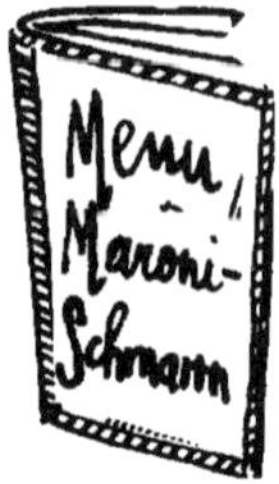

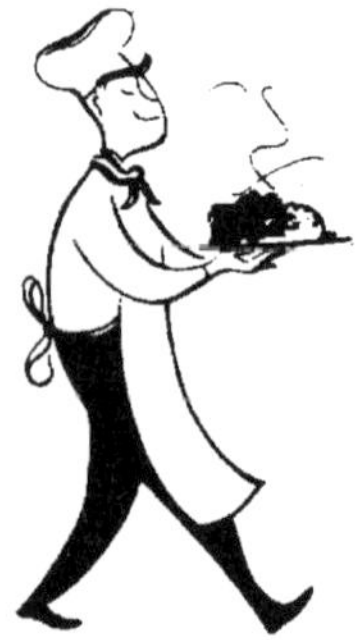

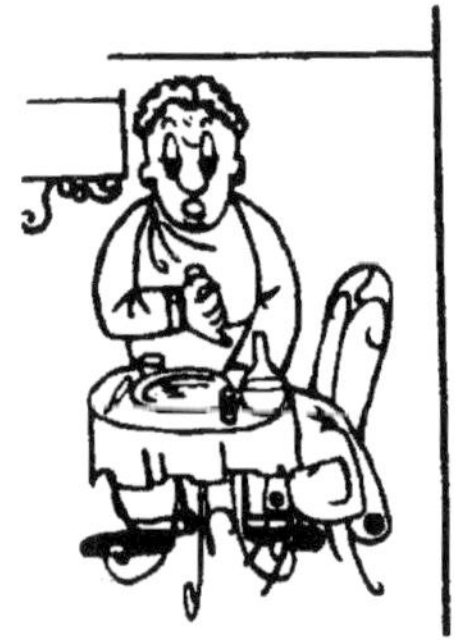

„Ein Mensch, dem das Hirn durch Trockenheit leer ist und der davon im Kopfe schwach wird, koche die inneren Fruchtkerne dieses Baumes in Wasser und gebe sonst nichts dazu. Und wenn das Wasser ausgegossen ist, soll er sie oft nüchtern und nach dem Essen nehmen, und sein Gehirn wächst und wird gefüllt, und seine Nerven werden stark, und so wird der Schmerz im Kopf weichen". (H. v. B.)

Welches Leiden hier gemeint ist, läßt sich nicht ohne weiteres sagen. Wir können nicht sehr weit fehl gehen in der Annahme, es handle sich hier um eine essentielle Hypo-tonie, also um den zu niedrigen Blutdruck. Hypotoniker klagen beim raschen Aufstehen von einer Sitzstellung oder nach längerem Stehen über ein Leergefühl im Kopf, Augenflimmern, Schwindel, Übelkeit und Kopfschmerz. Sie haben eine blasse Gesichtsfarbe, kalte Gliedmaßen, leiden unter Konzentrationsschwäche und unterliegen Ohnmachtsanfällen. Alles Symptome, welche zu dem beschriebenen Leiden passen. Hypotonikern wird es sicher nicht schaden, des öfteren gekochte Maroni auf den Speiseplan zu setzen. Es wäre aus diesem und vielen anderen Hildegardtexten sicher noch viel mehr „herauszuholen". Wir stehen hier alle noch am Eingangstor eines neuen Medizinsystems und können noch gar nicht absehen, was darin alles enthalten ist.

Maroni roh

„Wer im Herzen Schmerzen leidet, sodaß seines Herzens Stärke keine Fortschritte macht, sondern traurig ist, esse oft die rohen Kerne und das gießt seinem Herzen gleichsam einen Schmelz ein, und er gelangt zu Stärke und Frohsinn". (H. v. B.)

Erinnern wir uns: Die kranke Milz gibt nach dem Billardsystem den schwarzen Peter, die Milzgifte, an das Herz weiter und attackiert es. Dagegen empfiehlt Hildegard gebratene Maroni. Schmerzt jedoch das geschwächte Herz, so empfiehlt sie Maroni roh zu essen. In dieser Form entfalten sie eine Herzwirkung: Es gießt seinem Herzen gleichsam einen Schmelz ein, und er gelangt zu Stärke und Frohsinn. Müssen wir nicht allein über solche Worte staunen? Ganz zu schweigen von dem genialen Wissen, welches solche Aussagen voraussetzt? Wer wußte es bisher: Einfach rohe Maroni essen, und der Herzschmerz verfliegt ebenso rasch wie seine Traurigkeit! So einfach wäre oft zu helfen. Das fertige Heilmittel hängt schön eingepackt am Maronibaum. Zu einfach für unsere kompliziert gewordene Welt.

Der Maroni Honig

„Wenn die Leber schmerzt, zerstoße oft diese Kerne und so lege sie in Honig und mit diesem Honig esse sie oft und deine Leber wird geheilt". (H. v. B.)

Dieses Rezept finden wir bereits im Buch „So heilt Gott" von Dr. med. Hertzka. Darin heißt es u. a.:

„Die echte Heilung von Leberschmerzen durch den beschriebenen Edelkastanienhonig betont Hildegard. Sie unterscheidet übrigens ganz genau, ob mit einem Mittel Hilfe, Erleichterung, zeitweilige Linderung oder eben wie beim Kastanienhonig wirkliche Heilung erzielt werden kann.

Tut's rechts unter dem Rippenbogen weh, behandle die Leber! Du kannst Dein eigener Arzt werden, aber nur mit Hilfe des Arztes Deines Vertrauens und nur in Bezug auf deine eigenen Schwächen und Leiden.

Kauf Dir Edelkastanien, (Maroni)Kerne, geschält, zerstoße sie oder lasse sie vom Apotheker zerstoßen und lege sie in Honig. Mach diese Mischung öfters frisch und iß fleißig diesen Edelkastanienhonig, und Deine schmerzende Leber wird wieder heil. Nur die Leber, die weh tut, kannst Du selbst behandeln".

Soviel aus Hertzkas Buch.

Darf ich an dieser Stelle eine in vielen Briefen gestellte Frage behandeln. Sehr oft irritiert es den Leser, wenn er keine genauen Mengenangaben findet. Wieviel soll ich davon nehmen, wie lange kochen usw., werde ich immer wieder gefragt. Wie Sie an den bisherigen Originalrezepten sehen können, fehlen diese Angaben bei Hildegard meistens. Hildegard setzt voraus, daß wir einen gesunden Menschenverstand haben und die Mengen nach eigenem Ermessen treffen.

Wie würden Sie z. B. den Maronihonig machen? Werden Sie ein Kg Maroni im Mörser zerstoßen und ein Kg Honig dazugeben? Nein. Erstens würde das zuviel auf einmal sein und zweitens wohl auch zu süß. Zerstampfen wir hingegen nur ein halbes Dutzend Maroni und geben einen Eßlöffel voll Honig dazu, so wird die Menge nicht sauer, weil sie zuvor aufgegessen werden kann und schmeckt nicht zu süß. Wenn man sich einmal eine Zeitlang mit Hildegard beschäftigt, vergeht die Unbeholfenheit sehr bald von selbst. Wir dürfen nur nicht zu ängstlich sein, sondern sollten wieder ein gesundes Gespür für gute Kochkunst entfalten.

Damit Sie nicht glauben, die Hildegard-Mittel versprechen zwar viel, es wird aber nicht gesagt, ob sie auch helfen, ein Beispiel:

Herr Dipl. VW. P. T. schreibt in seinem Brief vom 21. 5. 82

. . . Meine Leberwerte waren lange Zeit nicht in Ordnung:

	TRANSAMINASE	
	GOT	*GPT*
Normalwerte	*0-17*	*0-23*
1. 8.1979	*19*	*23*
16.11.1979 nach Mayr Kur	*19*	*26*
20. 2.1980 nach HOT-Behandlung	*16*	*18*
16.12.1980	*20*	*22*
3. 4.1981 nach Maroni-Kur	*13*	*21*
22. 2.1982 nach Maroni-Kur	*12*	*16*

Eine Mayr-Kur brachte eine Verbesserung der Werte, ebenso eine Anreicherung des Blutes mit Sauerstoff (HOT- Therapie). Doch die nachhaltigste Wirkung erreichte ich mit Hildegards Maronikur. Während der Maronisaison (3-4 Monate) richtete ich 4-5 mal in der Woche 5-6 Kastanien und mischte sie mit etwas Honig.

Maroni Brei

„Wer im Magen Schmerzen leidet, koche die Kerne stark in Wasser und in diesem Wasser zerkleinere er die gekochten zu Brei. Dann mische er in einer Schüssel etwas Semmelmehl mit Wasser, und gebe zu diesem Mehl Süßholzpulver und etwas weniger Pulver der Wurzel Engelsüß, und dann koche er es nochmals mit den genannten Kernen und bereite ein Mus und esse es dann, und es wird seinen Magen reinigen und ihn warm und kräftig machen". (H. v. B.)

Magengeschwüre geheilt

Mit diesem nicht besonders angenehm schmeckenden Maronibrei machte ich meine ersten Erfahrungen in der

Hildegard-Medizin: Am eigenen Leib, versteht sich. Denn ich hatte lt. Röntgenbild zwei wunderschöne Magen- und Zwölffingerdarmgeschwüre. Keine angenehme Sache, wenn man darunter leidet. Sind Sie nun enttäuscht? Dachten Sie, ein unheilbar gesunder Naturapostel sei der Autor dieses Buches?

Genau genommen „verdanke" ich meinem Raubbau an der eigenen Gesundheit und diesem Leiden den Zugang zu Hildegard. Als EDV-Leiter in einem Mittelbetrieb hatte ich einen Tag- und Nacht-Job bei täglich fünf Kaffee und um die dreißig Zigaretten. Ein paar Jahre ging das. Nach und nach kam ich zur Einsicht, daß die Gesundheit keine selbstverständliche Angelegenheit sei und erworben oder erhalten werden will. Nun, mit Kräutern beschäftigte ich mich ja schon länger. Nur, als es darum ging, die Magengeschwüre auszuheilen, versagten die Rezepte. Regelmäßig im Frühjahr und im Herbst wurde ich durch das Akutwerden der Geschwüre daran erinnert, mich nicht zu den Gesunden zählen zu dürfen. Inzwischen stapelten sich bei mir die Kräuterbücher. Ich war fest entschlossen, den Kräutern ade zu sagen, als ich in einer Zeitschrift zum ersten Mal den Buchtitel „So heilt Gott" aufschnappte. „Dieses Buch bestelle ich mir noch. Wenn aber darin wieder nichts Neues steht, schmeiße ich alle weg", sagte ich zu meiner Frau, die, ob meiner Ausgaben für derlei Bücher, langsam auch keinen Sinn mehr sah.

Das war mein Volltreffer. Zwar stand auch in diesem Buch kein Rezept gegen mein medizinisches Problem, aber ich sah, daß man sich auf diese Medizin vermutlich verlassen kann. Nach Kontaktaufnahme mit Dr. Hertzka erfuhr ich das Maroni-Rezept, welches vorhin beschrieben stand.

Maroni bekam ich beim Krämer. Die gepulverten Wurzeln Engelsüß und Süßholz bestellte ich mir bei einer Drogerie. Nun machten wir den Brei: Zuerst wurden 5 - 6 geschälte Maroni in ca. 1/4 l Wasser (zugedeckt) stark gekocht, bis sie sich schön zerdrücken ließen. Inzwischen mischte meine Frau einen gehäuften Teelöffel voll Süßholzpulver und einen gestrichenen Teelöffel voll Engelsüßpulver mit drei Teelöffeln voll Weizenmehl in einer kleinen Schüssel mit etwas warmen Wasser zu einem Teig. Dieser kam zu den gekochten und bereits zerdrückten Maroni. Das Ganze gut umgerührt und nochmals kurz aufgekocht, und der Brei war fertig. Zuerst schmeckte er mir gar nicht. Er wurde aber zunehmend schmackhafter, und nach drei Tagen war ich schmerzfrei. Zur Vorsicht aß ich ihn noch eine Woche - sicher ist sicher. Das war's. Ich war wieder gesund und hätte Nägel verdauen können! Allen, von denen ich wußte, daß sie auch magenleidend waren, empfahl ich dieses Rezept. Einige machten sich den Brei und wurden auch gesund. Langsam gewann ich wieder Vertrauen zu den Heilkräften in der Natur, insbesondere natürlich interessierte mich nun alles über Hildegard. So begann mein Abenteuer Hildegard. Ich erzähle es deshalb, weil ich erstens so oft danach gefragt werde, wie ich darauf kam, und zweitens, damit auch jenen diese Hilfe zuteil werden kann, die Hilfe suchen.

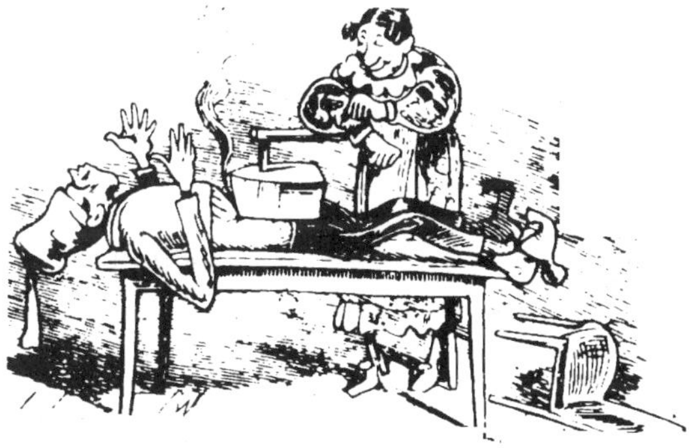

Im hintersten Winkel meiner Seele hatte ich immer schon die Vermutung, daß uns der liebe Gott doch auch gegen unsere Krankheiten etwas in die Natur gelegt hat. Man muß nur lang genug suchen. Ich suchte, wie tausend andere Kranke auch und wurde fündig. Daß mir eine so große Sache in die Hände fiel, damit hatte ich nicht gerechnet. Und weil es heißt: Wem viel gegeben wird, von dem wird auch viel verlangt fühle ich mich verpflichtet, darüber zu schreiben, obwohl ich, genau genommen der unberufenste Mensch dazu bin. Denn ich bin weder Arzt, noch Apotheker und auch kein Schriftsteller, sondern ganz einfach ein begeisterter Fan Hildegards.

Die Maroni-Sauna

„Wer gichtgefesselt und deshalb jähzornig ist, Gicht ist nämlich immer beim Zorn - koch Hülsen (cortex), Früchte und Blätter der Edelkastanie in Wasser und mach daraus ein Dampfbad, aber oft, und die Gicht in ihm weicht, und er wird friedlich“. (H. v. B.)

Wie imposant und einleuchtend Hildegards Ausdrücke sind: „gichtgefesselt“ sagt sie. Gefesselt sein bedeutet, sich nicht frei bewegen zu können. Wo immer wir „gefesselt“ sind, sei es der Arm, den wir nicht über den Kopf halten können, das steife Genick oder die Schulter, diese Fesseln sind mit einer häufigen Maronisauna zu lösen.

Dazu brauchen wir allerdings Maroni samt der äußeren dicken und stacheligen Hülse. An diese heranzukommen ist nicht so einfach. Pflanzt Maronibäume anstatt exotischer Zierhölzer! Da wächst ein Universalmittel für die Gesundheit heran. Also Blätter, Schalen und Kerne in Wasser abkochen und diesen Absud als Aufguß auf die heißen Steine (am besten gebrannte Ziegelsteinbrocken verwenden) gießen. Damit wird die Sauna zur Arznei für Gichtkranke.

Interessant ist die kühne Feststellung, Gicht sei sozusagen des Zornes Bruder. Man darf daraus den Schluß ziehen, daß zumindest einige Gichtformen durch Zorn und Grätigkeit hervorgerufen werden. Umgekehrt müßten friedliebende Menschen eigentlich von Gicht weitgehend befreit bleiben. Damit kommen wir der These immer näher, daß Krankheiten aus disharmonischen Verhältnissen entstehen und die Seele dabei die Hauptrolle spielt.

Der Maronistock

„Wer sich aus Edelkastanienholz einen Stock macht und ihn in der Hand trägt, daß sich die Hand davon erwärmt, dem werden aus dieser Erwärmung die Venen und seine Körperkräfte gestärkt.
Nimm oft auch den Duft dieses Holzes auf, es trägt deinem Gehirn Gesundheit ein". (H. v. B.)
Interessant: Beim Feigenbaum erfahren wir genau das Gegenteil:
„Wenn jemand einen Wanderstab aus dem Feigenbaumholz in der Hand trägt, macht er seine Kräfte hinfällig, nämlich ohnmächtig . . ." (H. v. B.) Sogar der Rauch dieses Holzes ist schädlich.
Hokuspokus, oder bisher unentdeckte Naturgesetze? Haben unsere Skiasse schon Kastanienstöcke? Nein, der Griff ist bestimmt aus Plastik. Scheinbar ist es doch nicht ganz egal, welche Materialien wir um uns haben. Was wissen wir darüber? Die Vorläufer und Befürworter gesunder Baumaterialien dürften hier schon einiges erkannt haben. Hätten Sie nicht gerne ein Lenkrad aus Kastanienholz in ihrem Wagen, wenn Sie nun doch wissen, es stärkt ihre Venen und Körperkräfte?

Maroni in der Tiermedizin

„Wenn sich ein Pferd oder Rind oder Esel oder ein anderes Vieh übernommen hat, das heißt sich durch zu gieriges Fressen oder Saufen Schmerzen zuzog, gib ihm, wenn möglich, Edelkastanienblätter unter das Futter, oder wenn's nicht fressen will, das Pulver dieser Blätter und reich sie dem Vieh ins Wasser gestreut zum Saufen und es wird geheilt«.
Soviel über die Edelkastanie. Ein so vielseitig anwendbarer Baum würde es doch verdienen, wieder mehr gepflanzt zu werden. Er braucht nur ein sonniges Plätzchen und Schutz vor zu kaltem Wind, dann gedeiht er fast überall.

Vom Mandelbaum:

„Rinde und Blätter und sein Saft taugen nicht viel zu Heilmitteln, denn seine ganze Kraft steckt in der Frucht! Wer lungenschwach ist und einen Leberschaden hat, esse oft diese Kerne roh oder gekocht, sie bringen und geben der Lunge Kräfte, weil sie den Menschen gar kein bißl dämpfigen noch dörren, sondern stark sein lassen".

Da schau, die süßen Mandeln können wir ohne Schaden essen. Sie stärken die Lunge und den ganzen Menschen. Hildegard „erlaubt" uns - trotz Anlagen zu Schwächen stark zu sein. Damit gibt sie zu erkennen, daß wir je nach Naturell zu Schwächen und Leiden neigen. Die süßen Mandeln verhindern, daß wir schwach und hinfällig werden, um in der Sprache Hildegards zu reden. Für Leber- und Lungenkranke eine „Pflichtdiät".

Der Haselstrauch

„eignet sich nicht viel zu Heilmitteln und bezeichnet die Ausgelassenheit. Die Früchte, die Haselnüsse, schaden und nützen einem Gesunden nicht viel, einem Schwachen aber sind sie schädlich, weil sie ihn in der Brust dämpfig machen". (H. v. B.)

Genau das Gegenteil von der Mandel: Die Mandel dämpfigt kein bißchen, aber die Haselnuß. Was meint Hildegard mit „dämpfigen"? Sie kennen die Redewendung: „Ich habe so ein dumpfes Gefühl . . ." Gemeint ist ein Bedrücktsein. Dämpfigen kommt weiters von dampfen, wie ein Kochtopf dampft und schwitzt. Im menschlichen Organismus, insbesondere in der Lunge, gibt es ähnliche Vorgänge. Sie werden eben durch die Mandel verhindert, während Haselnüsse sie hervorrufen.

Lassen wir ohne Neid den Eichhörnchen, was uns ohnehin nicht gut tut, einverstanden?

Den Kornelkirsch-, Mispel- und Quittenbaum beschrieb Dr. Hertzka

Gott liebt das Unscheinbare

Es ist allen Hildegardfreunden schon bekannt, daß Gott keine Reklame braucht. Christus selbst hat sich eine solche sogar ausdrücklich verbeten. „... und er verbot ihnen, davon zu reden, daß er der Messias (Christus) sei ...“ (Mark. 1,34; Luk. 4,41; Mat. 16,20) Auch die Geburt im Stall von Bethlehem war nicht gerade ein Renommee für den König der Juden. Gott macht für das Seine keine Reklame. Die Gerechtigkeit sorgt dafür, daß alles wirklich Gute doch an den Tag kommt. »Boni rumores«, gute Kunde, die gute Nachricht ist das einzige, was Er in dieser Hinsicht gestattet: »Gehet und sagt dem Johannes: Taube hören, Blinde sehen, Aussätzige werden rein ...«
Darum geht es der „Sache Gottes“ in unserer reklameerlaubten Zeit so schlecht. Tröstet euch: Es werden schon wieder andere kommen! So wahr Hildegard recht hat.

Das Unscheinbarste ist das Gesündeste

Vom Dinkel will ich hier nicht schreiben, aber von drei unscheinbaren Bäumen soll hier die Rede sein, die unter allen das höchste Lob verdienen, die aber für sich keine Reklame machen:

Die Kornelkirsche
Die deutsche Mispel
Der Quittenbaum

Weil es jetzt an der Zeit wäre, diese Bäume neu zu pflanzen, sollte kein Hildegardfreund versäumen, ihnen ein Plätzchen in seinem Garten einzuräumen.
Warum?
Die Kornelkirsche (Cornus mas, gelber Hartriegel genannt), eine sehr spät reifende Frucht - wie übrigens Quitte und Mispel ebenso - hat botanisch angeblich mit den Edelkirschen („Vogel-Kirschen“), welche der Prunus-Gattung angehören, nichts zu tun. Wenn Hildegard recht hat, dann spielt übrigens die botanische Klassifizierung für die Erkenntnis der Heilkräfte keine große Rolle. Man muß sie einfach wissen. Aber woher soll man wissen, daß

Die Kornelkirsche

„dem Menschen zum Gesundsein dient, weil man die Frucht dieses Baumes ohne Schaden essen kann, wobei

sowohl ein kranker wie ein gesunder Magen (Darm) gesäubert wird und leistungsstark". (H. v. B.)

Wir merken uns die wichtige Versicherung, daß keinerlei schädliche Nebenwirkung dabei ist und daß wirklich jedermann für sein Verdauungssystem daraus den größten Nutzen ziehen kann. Ich zweifle nicht, daß darunter auch z. B. Diabetiker fallen, die wirklich bereit sind, sich den hildegardischen Essensnormen zu unterwerfen. Aber woher sollten wir das wissen, wenn es uns Hildegard nicht sagt? Ich habe nirgends sonst bisher eine Empfehlung der Kornelkirsche gelesen. Außerdem kann man auch ein ideales Rheumabad aus

Rinde, Zweigen und Blättern

dieses Baumes kochen:

„Wer vergichtet ist, sagt Hildegard in ihrer Sprache (1240 B), es mag ein Kind sein oder ein junger oder alter Mensch, bade oft in dieser Abkochung und mache auch von diesen (Abkochungen) einen Wickel. Im Sommer soll er es machen, wenn der Baum noch grün ist. Einem Kind oder jungen Menschen ist es das beste oder eines der besten Mittel zum Gesundwerden. Aber auch ein alter Mensch kann damit zufrieden sein, wenn's ihm auch nicht so sehr hilft wie den Kindern und Jungen. Sicher wird es allen bessergehen".

Wenn man die Rheumagruppe kennt, so gilt diese Heilhilfe sicher auch für Kinder mit häufigen Mandelentzündungen, den Wegbereitern des späteren Rheuma. Auch große Mandeln „Adenoide" sind darunter zu verstehen, wie sie bei „Lymphatikern" häufig und recht lästig sind. Verbunden mit einer Kornelkirschenkur - was könnte es für diese Sorgenkinder besseres geben? Apropos: Die Kornelkirsche steht bei Hildegard unter dem alten Namen ERLITZENBAUM.

Die Mispel

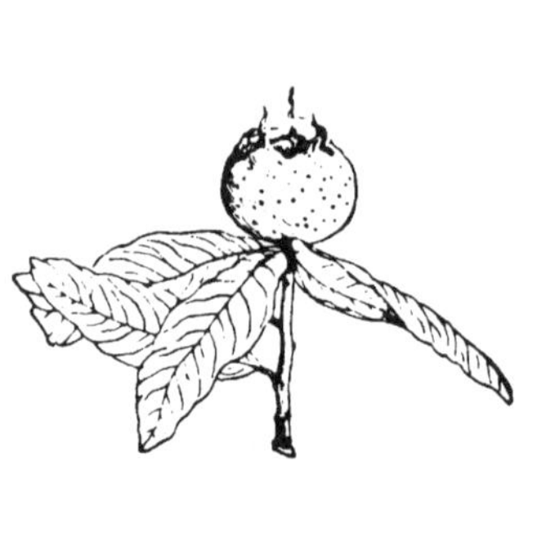

Nicht verwechseln mit der Mistel! Die Mispel werden wir vergeblich in einem Kräuterbuch oder Heilpflanzen-Katalog suchen. Die große Zahl von Heilkräften der

Bäume ist überhaupt für Hildegard charakteristisch und ein starker Gegenbeweis gegen jede Forschertätigkeit, weil weder aus der Gelehrten- noch aus der Volks-Tradition ein Grund vorhanden war, sich intensiv damit zu beschäftigen. Aber vor Gott waren sie eben nicht vergessen, auch nicht die arme Mispel in ihrem Bettelmannsröcklein. Anders kann man ihr Aussehen gar nicht bezeichnen.

Man sagt, daß die südliche Mispel (italienisch, Nespola) von den Römern in Deutschland eingeführt worden sei. Nespelbaum heißt er auch bei Hildegard (1227 B). Jedenfalls liebt das so grundbescheidene italienische Volk die Mispel. Als ich vor Jahren einem nach Deutschland verschlagenen Italiener Mispeln zeigte, rief er entzückt aus: „Nespili! Nespili!" Sie ist auch so recht eine Frucht für kindliche Seelen. Richtige Kinder haben noch ein gutes Gespür für das Echte, ohne sich von einer blendenden äußeren Aufmachung täuschen zu lassen. Und Kindern und Jugendlichen hilft auch die Mispelfrucht am meisten:

„...weil sie ihr Fleisch wachsen läßt und ihr Blut reinigt..." (H. v. B.)

Wievielen mageren „Kümmerlingen" könnte damit geholfen werden, die nicht so recht gedeihen wollen. Nach der Volksmeinung stammen auch deren Hautunreinheiten aus dem „unreinen Blut". Hildegard schreibt allerdings nicht speziell von Kindern, sondern meint nur ganz allgemein, daß die Mispel aus den angegebenen Gründen nützlich und gut zu essen ist für alle gesunden und kranken Menschen. Solche „hundertprozentigen" Naturdinge wollen wir Hildegardfreunde uns besonders gut merken und schleunigst eine Mispel in unserem Garten pflanzen. Sie ist auch anspruchslos und trägt jedes Jahr in gleicher Fülle ihre Blüte. Schön ist der Baum nur in der Blüte. Sonst sieht er eher verkrüppelt aus. Oder liegt das nur an der ungeschickten Schnittform der Gärtner, die ihn lieber als Halbstamm in die Breite wachsen lassen? Etwa damit die Kinder leichter dran können? Von den Besitzern der Mispelbäume weiß ich, daß sie diese vor allem wegen ihrer Kindheitserinnerungen immer wieder pflanzen, wenn sie es selbst zu Haus und Garten gebracht haben. Er gehört zu ihren wenigen Spätherbstfreuden.

Wenn das Jahr zu Ende geht und schon Frost einbricht, dann schlägt die Stunde der Mispel. Ähnlich wie die Hagebutten müssen auch die kleinen Holzbirnen ähnlichen Mispeln gefroren sein, um zu schmecken. Nach dem Ernten lagere man sie auf alle Fälle kühl, weil sie in der Wärme bald „sauer" werden, also faulen. Die Kunst des Mispelessens besteht darin, daß man mit

den Fingernägeln die obere „Bartkrone“ abkneift und dann den weichen Inhalt aus der Schale aussaugt. Zwar machen die darin befindlichen Fruchtsteine mehr als die Hälfte des Ganzen aus und werden wieder ausgespuckt; das Übrige aber schmeckt köstlich. Das wissen übrigens auch die Vögel, welche fleißige Kostgänger der Mispel sind. Man muß achtgeben im Stadtgebiet, daß sie davon nicht zu viele Spuren hinterlassen ...
Was kann die Mispel sonst noch, außer Mageren zum Fleisch zu verhelfen, wo doch Hildegard vom Mispelbaum selbst schreibt:

„... Rinde und Blätter taugen zu Heilmitteln wenig, weil seine ganze Heilkraft in der Frucht steckt ...“

Das wußte Hildegard sicher nicht aus Experimenten oder Erfahrung, sondern kraft der ihr eigenen Sehergabe. Diese tat ihr auch noch zu wissen, daß die gepulverte Mispel-Wurzel

„vor dem Essen und nach dem Essen und zur Nacht und bei jedem Fieberanstieg oft in warmem Wein getrunken Rüttel-Fieber heilt...“

Diese bei ihr „Ridden“ genannten Fieberanfälle müssen früher häufig gewesen sein. Es gehören dazu sicher auch die hochfieberhaften Erkrankungen der Kinder, bei welchen es vornehmlich im Winter und Frühjahr gern zu den „Fraisen“ (Kinderkrämpfe) kommt. Ich erwähne dies nur, weil die genaue Analyse, was unter den hildegardischen Ridden zu verstehen sei, noch aussteht. Die Hildegardbücher beschreiben ja zum Unterschied vom ärztlichen Denken so gut wie nie die Krankheitszeichen, sondern nennen nur die Namen, welche als bekannt vorausgesetzt werden. Wieweit sie das beim Volk waren, bleibt noch dahingestellt. Vieles spricht dafür, daß Hildegard für den Volksarzt geschrieben hat, der aber achthundert Jahre lang nichts davon wissen wollte.

Die Quitte

zeichnet sich auch nicht gerade durch attraktive Früchte aus. Auch die Quitte macht es uns nicht leicht, sie zu lieben. Doch lasse ich kaum einen Herbst vorübergehen, ohne meinen Rheumatikern eine Quittenkur ans Herz zu legen. Nicht wahr, auf die Zwetschken und Pflaumen, jene echten Giftnudeln, da stürzen auf dem Markt sich die Käufer in hellen Scharen. Die Quitten warten lang vergebens, bis sich eine Hausfrau ihrer erbarmt. Ja warum kauft man sie überhaupt. Vielleicht als Gaumenkitzel in Form von Quittengelee oder gar für „Quittenkäse" zum Garnieren von Weihnachtsgutseln, aber wohl kaum ihres Gesundheitswertes wegen.

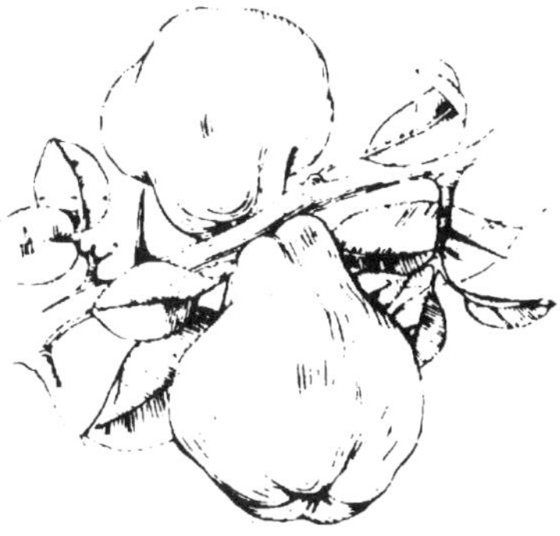

Wir lesen bei Hildegard:

„Die roh gegessene, reife Quittenfrucht schadet keinem Menschen, gekocht oder gebraten ist sie überaus nützlich zu essen für den Gesunden und den Kranken. Denn wenn ein Rheumatiker diese Frucht gekocht oder gebraten fleißig ißt, dann räumt sie mit seiner Gicht-Krankheit so auf, daß sie weder seine Sinnesorgane angreift noch seine Gelenke zerstört oder verdirbt.
Auch wer viel Speichelwasser abgibt, esse oft Quittenfrucht gekocht oder gebraten, und es trocknet ihn innerlich, sodaß der Speichelfluß sich vermindert.
Und wo am Menschen Geschwüre oder Eiterungen sind, koche oder röste diese Frucht und binde sie mit anderen Wundmitteln auf die Geschwüre und er wird geheilt."

Im Klartext heißt das mit anderen Worten, daß Quitten die Arteriosklerose (Adernverkalkung) verhindern können und die davon verursachten Störungen der Sehkraft, des Gehörs und auch der anderen Sinnesorgane. Dazu auch noch Arthritiden und Arthrosen. Ist das nichts? Man darf es freilich nicht zu lange anstehen lassen. Gleich wenn man in das Alter kommt, wo sich die ersten derartigen Beschwerden einstellen - im Herbst eine Quittenkur!
Das mit der Hemmung des Speichelflusses ist nur scheinbar nebensächlich. Wer darunter leidet, denkt anders. Zudem ist's ein obligates Zeichen bei dem (Alters) Parkinson, welcher ja auch auf Arteriosklerose beruht. Man könnte die Quitten also als Antiarteriosklerosemittel Nummer eins bezeichnen an Stelle des sonst gebräuchlichen Knoblauchs - wenn's nach Hildegard geht.

Vermutlich sind auch mit den vereiternden Geschwüren jene bei schlechter Durchblutung der Beine gemeint. Kurz und gut: Verachtet mir die Quitte nicht und nützt mir ihre Kraft.

Wer sagt uns übrigens, daß Hildegard mit dem Wort Gicht nicht auch einmal wirklich unsere heutige Gicht gemeint hat, jene Harnsäure-Überschwemmung im Blute? Also, Experimentalpharmakologen vor! Es müßte doch einem gewieften Experimentator leicht fallen, festzustellen, ob unter einer Quittendiät die berühmt-berüchtigten Harnsäure-Werte im Blut zurückgehen oder nicht. Wenn ich bedenke welche Unsummen für die doch immerhin nicht ganz ungefährlichen modernen Mittel gegen die Harnsäure im Blute ausgegeben werden, dann meine ich, man sollte auch die von der Hildegard-Medizin gebotene Chance nützen. Oder meinen Sie nicht auch?

Mit dem Bericht von Dr. Hertzka schließe ich das Kapitel „Bäume“ in der Hoffnung, von nun an über „OBST“ anders zu denken.
Im nächsten Kapitel wollen wir einmal unseren Gemüsegarten aus der Sicht Hildegards betrachten.

Auf vielfachen Wunsch gebe ich hier zwei Adressen bekannt, an die Sie sich wegen Heilpflanzen, Bäumen und Sträucher wenden können. Die österr. Firma kann z. B. auch Quitten- und Mispelbäume liefern.

Firma
PRASKAC Pflanzenland
Praskacstraße 101-108
A-3430 Tulln

Heil- und Gewürzpflanzen
Heinrich Bornträger
D-6521 Offstein

Gemüse

Biologisch allein genügt nicht

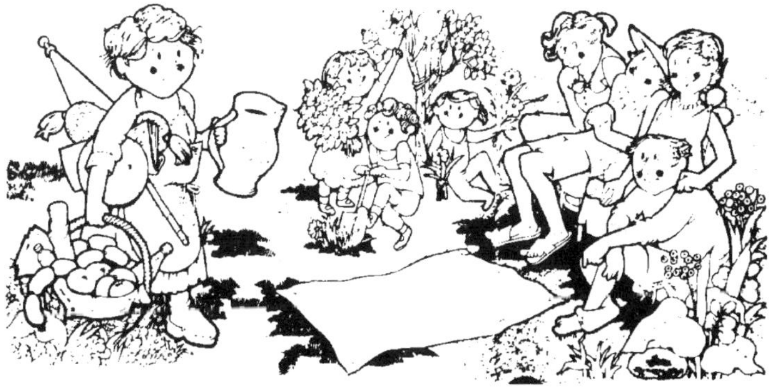

Bei unserer derzeitigen Werteinschätzung von Obst und Gemüse dominieren die Vitamine. Diese Mode zählt bei Hildegard nicht. Vitamine sind lebensnotwendig, darüber besteht gar kein Zweifel. Aber es kommt nicht allein auf die Vitamine an, wie das heute allen eingetrichtert wird. Auch das Wort „biologisch" ist kein Garantieschein für „gesund". So bleiben z. B. auch die biologischsten Pflaumen ungesund. Ebenso wie wir das „Obst" nach der hildegardischen Wertskala umsortiert haben, so wollen wir nun auch den Gemüsegarten unter die Lupe nehmen. Wir werden dabei auf bisher unentdeckte Geheimnisse stoßen und unerkannte Küchengifte erkennen. Wer sich von Hildegard etwas sagen läßt, hat dann die Möglichkeit, seinen Gemüsegarten in Zukunft danach zu gestalten.
Damit wir uns nicht falsch verstehen: Natürlich bin ich - und ganz sicher wäre auch die Hl. Hildegard - für eine naturgemäße und giftfreie Gartenkultur, ohne Kunstdünger und ohne chemische Spritzmittel.
Mit der Einführung der Kunstdünger kam es zu einer permanenten Zunahme der Krankheiten sowohl auf dem

Acker, im Stall, als auch beim Menschen. Die langsame Vergiftung des Bodenlebens durch künstliche Dünger ist eines der größten Unglücke, das die Landwirtschaft und Menschheit betroffen hat. Vermutlich werden aber erst spätere Generationen das Ausmaß irreparabler Schäden zu spüren bekommen. Es müssen sich schon große Umweltkatastrophen wie etwa das Waldsterben ankündigen, damit der so moderne und bequem gewordene Mensch begreift, wie spät es bereits ist.
Erst künstliche Pflanzen, künstliche Tiere und künstliche Menschen werden anfällig für Krankheiten und sind damit auf giftige Spritzmittel und Impfstoffe angewiesen. Damit schließt sich ein Teufelskreis, in welchem die untauglichen Mittel nicht nur erhalten werden, sondern zu einer künstlichen Erhaltung erforderlich sind. Die Chemie - ob auf dem Feld, im Stall oder beim Menschen - ist überall und hat eine Funktion wie eine „Doppelmühle“ beim Mühlespiel.

Das bestechendste Beispiel, diesem Teufelskreis zu entfliehen, bewies ein junger Landwirt, der einen total versauten Hof übernahm: am Apfelbaum waren Läuse, verschiedene Pilzerkrankungen und kaum Früchte. Was tat der „Biobauer“? Er hob die ganze Erde rund um den Baum bis zu den Wurzeln aus und füllte alles mit Komposterde und frischem Humus auf. Und siehe da: Die Krankheiten verschwanden alle von selbst, ohne auch nur ein Gramm Chemie. Der Baum hatte neue Triebe mit einem gesunden und widerstandsfähigen Blattwuchs und trug viele schöne Früchte. Sie sehen, es geht auch anders, wenn man nur will. So, nun aber los in den Gemüsegarten!

Fenchel (Foeniculum vulgare)

„Fenchel schadet roh gegessen einem Menschen nicht. Wie immer man ihn genießt, macht er den Menschen fröhlich, gibt ihm eine schöne Farbe, einen angenehmen Geruch und gute Verdauung". (H. v. B.)

Das vom Fenchel allgemein Gesagte, und zwar auch vom grünen Fenchel und vom Fenchelkraut, gilt selbstverständlich auch vom Fenchelsamen. Mit einem Satz prägt Hildegard die markanten Merkmale eines kerngesunden Menschen:

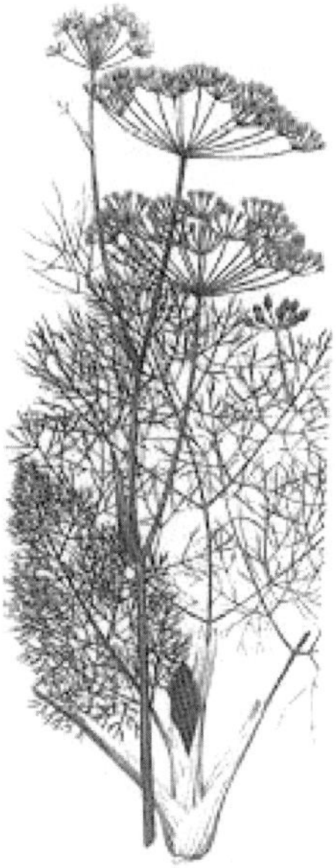

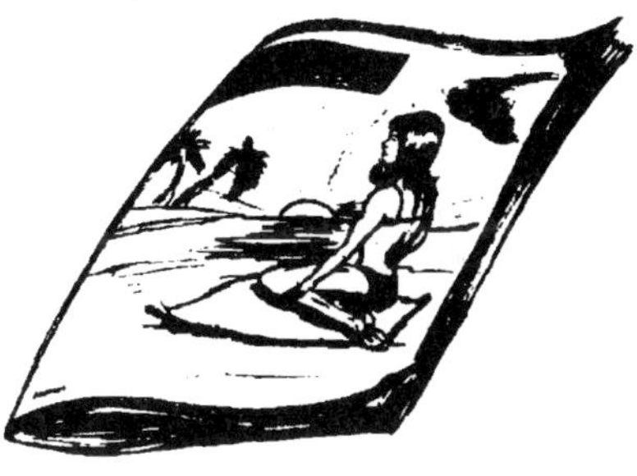

Strahlend fröhlich, angenehm duftend und gut aussehend wie eine goldbraune Badenixe auf der Titelseite eines Reisekataloges. Ein Wunschtraum vieler Menschen. Dieser Hauch von paradiesischer Gesundheit ist den meisten ebenso fern wie der Palmenstrand im Hintergrund des Mannequins.

Im grauen Alltag sieht man mehr Leute mit fahlen Gesichtern und hölzerner Miene als fröhliche mit gesundem Teint. Hinter aufdringlichem Parfumduft und dem Eau de Cologne wird über so manches Unbehagen hinweggetäuscht. Vielen hilft auch die sorgfältigste Mundhygiene nur in den Morgenstunden.

Unser Zaubermittel für Frohsinn, gesunden Teint, frischen Atem, angenehmen Duft und gute Verdauung heißt - Fenchel! Wir sollten ihn wie Gold verehren, denn er ist goldeswert:

„Wer Fenchel oder dessen Frucht nüchtern täglich ißt, dem mindert er böse Schleimstoffe und Fäulnisherde, vertilgt den üblen Geruch des Atems und macht seine Augen hell blinkend durch seine gute Wärme und edlen Kräfte . . .". (H. v. B.)

Wir sollten uns angewöhnen, gleich nach dem Zähneputzen (mit **kaltem** Wasser) soviele Fenchelkörner zu essen, als man mit drei Fingern halten kann. Wer sich daran einmal gewöhnt hat, möchte sie nicht mehr missen. Dann bestätigen sich auch die Verheißungen Hildegards. Es ist, als brechen Sie ein paar Fenster aus den Wänden: Es kommt mehr Licht herein, alles wird heller, freundlicher und schöner. Die gute Laune fällt nicht mehr auf einen Sonntag, sondern wird zu Ihrem ständigen Begleiter. Wenn wir durch fleißiges Fenchelkauen Fenster in die Wände schlagen, dann geht der Arzt bei der Tür hinaus. Dieser Fenchel ist eines unserer besten Vollwaschmittel: Da gehen selbst die stärksten Schmutzflecken raus.
Unterschätzen wir folgende Hildegard-Stelle nicht: . . . **„dem mindert er böse Schleimstoffe und Fäulnisherde . . ."**

Der Vorgang wird mit dem Entstehen von fauligem Schlamm in den Tümpeln und Pfützen der Überschwemmungsgebiete verglichen. Diese Stoffe entziehen sich den gewöhnlichen Ausscheidungsvorgängen des Stoffwechsels, wie auch über die Ufer gespülter Schlamm nicht mehr in das Flußbecken zurückkehrt. Die Keime haben zwar keine Angriffsgewalt, sind aber auch nicht tot, sondern arbeiten und vermehren sich. Man kann das in Wasserlachen beobachten, wie langsam Leben daraus wächst. Unter bestimmten Bedingungen können diese Keime virulent werden: Es entstehen schwere Krankheiten. Eine dieser Art ist z. B. Krebs. Aber auch harmlosere wie Eiterherde, chronische Nebenhöhlenentzündungen und dergleichen sind damit gemeint. Fenchel mindert den bösen Schleim und die Fäulnisherde. Davon befreit zu sein, ist schon eine Menge wert.

Ich gehe sogar soweit zu sagen, daß jene, die täglich nüchtern Fenchel kauen, nicht so leicht, wenn überhaupt, an Krebs erkranken. Den nötigen Zusammenhang dazu finden Sie im Kapitel Praekancerose.
Viele Hildegard-Freunde kauen bereits fleißig Fenchel. Welche Erfahrungen sie dabei machen, erfahren wir in Briefen wie diesem:

„Meine Tochter hat auch angefangen - so wie ich - Fenchelkörner morgens zu kauen. Ich muß schon um fünf Uhr früh zur Arbeit. Das heißt um 4 Uhr aufstehen. Zuerst spüle ich mir den Mund mit kaltem Wasser und putze mir die Zähne. So früh esse ich noch nichts. Aber ich kaue meine Fenchelkörner. Um halb 9 Uhr habe ich Pause zum Frühstücken. Bis dahin habe ich wunderbar Zeit für meine Fenchelkörner. Ab und zu stecke ich mir ein paar davon in den Mund.
Manchmal spüre ich es richtig, wie die Fenchelkörner ein so recht fröhliches Gemüt machen. Ich kann es nicht beschreiben, aber ich fühle mich davon so richtig fröhlich und frei. Ich habe dann so ein frohes Gefühl in mir, daß ich mitten in der Arbeit ein Vaterunser bete und Gott danke, daß Er mir die Hildegard-Medizin gezeigt hat. Es ist wirklich wunderbar, was für ein innerlich frohes Gemüt man von den Fenchelkörnern bekommt. Es braucht ja keiner zu merken, man kann ja still für sich auch bei der Arbeit mit Gott sprechen . . .“

Einem Fernfahrer aus dem Ort gab ich einmal den Rat, bei den langen Fahrten zwischendurch Fenchel zu essen. Er tat es und macht's noch immer. Als wir uns wieder einmal begegneten erzählte er mir, wie begeistert er davon inzwischen sei. Die ganze Fahrerei habe ihn vorher viel mehr angestrengt, jetzt mache es ihm so richtig Spaß. Statt Kaugummi kaut er Fenchel. Mir fiel übrigens auf, wie gut er aussah, und ich meinte, er fahre oft in den Süden. „Nein, das macht wohl der Fenchel“, war seine Antwort.

Fenchel als Gemüse

Fenchel schadet roh gegessen nicht. Das wäre etwas für die Rohköstler! Auch wir Fleischkonsumenten können uns zur Abwechslung einmal einen Fenchelsalat zubereiten. Wer Knollenfenchel im Garten hat, kann sich eine prächtige Fenchel-Gemüsesuppe anstelle der ungesunden Lauch (Porree)-Suppe machen. Ähnlich einer Dillsauce machen wir auch eine Fenchelsauce usw. Hier steht dem Erfindergeist einer guten Köchin nichts im Wege. Ob es eine Gemüsesuppe oder faschierte Laibchen gibt: Im richtigen Maße darf Fenchel überall dabei sein.

Rettich

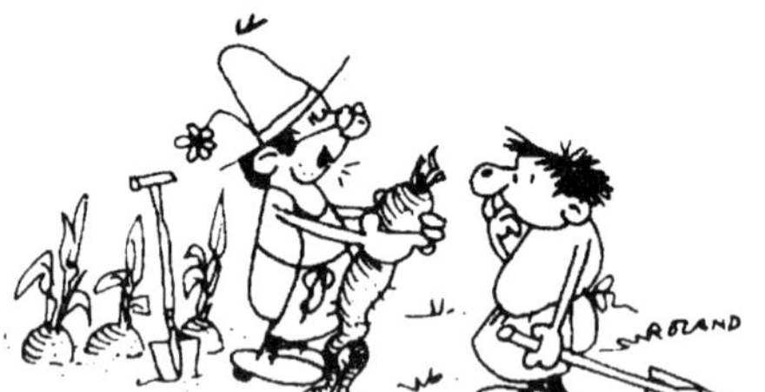

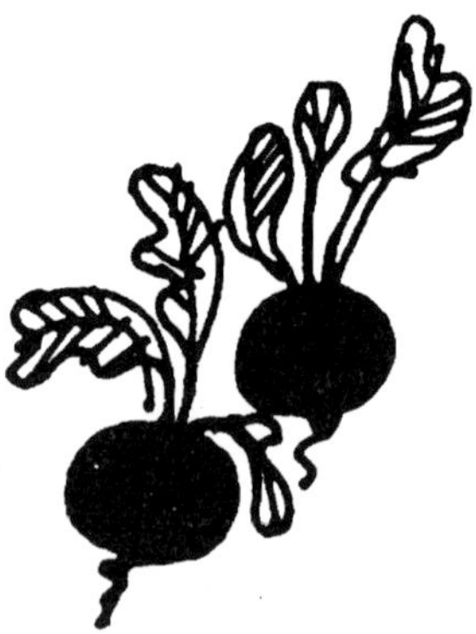

„Wenn man ihn ausgegraben hat, soll man ihn an einer feuchten Stelle auf die Erde legen, so zwei, drei Tage lang, daß seine Frische gemäßigt und er bekömmlicher würde.

Gegessen reinigt er das Gehirn und mindert die schädlichen Säfte der Gedärme. Wenn ein kräftiger und fetter Mensch Rettich ißt, heilt und reinigt er ihn innerlich. Einen schwächlichen und trockenen Menschen verletzt er. Daß man ihn nach dem Essen ordentlich werken spürt, kommt daher, daß er die Unsäfte und den Wust aus dem Menschen ausjagt. Wer Rettich ißt, verzehre hernach Galgant und das beschränkt die üble Ausdünstung. So letzt er den Menschen nicht". (H. v. B.)

Ob Münchner Bierrettich oder eine andere Sorte, das ist egal. Rettich ist Rettich und vorwiegend für Beleibte eine ratsame Speise. Wer keinen Schatten wirft, für den ist Rettich zu stark. Er sollte ihn auf heißen Steinen trocknen, pulverisieren und so mit etwas Salz und Fenchel auf Brot essen.... „das reinigt (auch den Dürren) innerlich von seinem Wust und kräftigt ihn sehr".

1:0 für Korpulente. Sie können sich die Mühe des Trocknens ersparen. Schlanke und Kranke sollten ihn wie beschrieben essen, damit er ihnen nicht schadet. Wie wir sehen, nimmt Hildegard alles sehr genau: Für sie sind schlanke und korpulente Menschen zwei grundverschiedene Typen. Dies und noch viel mehr, wird in ihren Anweisungen berücksichtigt. Hat darauf bisher schon jemand Rücksicht genommen? Mir ist in dieser Hinsicht nichts bekannt.
Was einem schlanken Menschen schadet, kann einem Korpulenten nützlich sein.

Die Bohne (Vicia faba)

„. . . ist warm, gesund für starke Menschen gut zu essen und besser als die Erbse. Auch wenn Kraftlose (Kranke) von den Bohnen essen, schadet es ihnen nicht viel, weil sie ihnen weniger Unschlitt bereiten als die Erbsen.

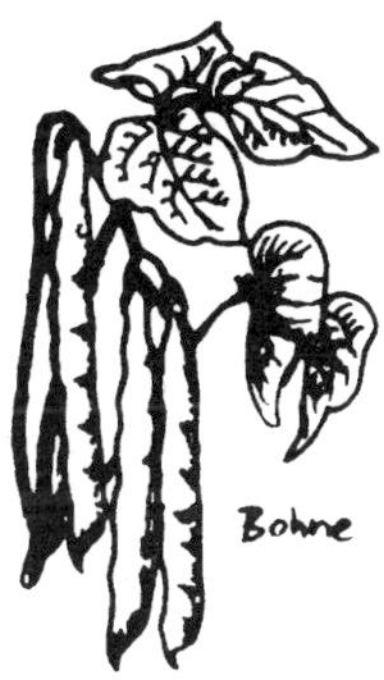

Das Bohnenmehl ist gut und nützlich für den gesunden und kranken Menschen, weil es leicht ist und mühelos verdaut werden kann". (H. v. B.)

Aufgepaßt: Entgegen dem Beispiel Rettich sind hier nicht wieder die korpulenten Menschen bevorzugt, sondern gesunde und kräftige Menschen. Für die sind Bohnen gesund. Sie schaden aber auch Kranken und Schwachen nicht viel. Demnach kann jedermann Bohnen essen.

Am besten aber ist - für Gesunde und Kranke - die gemahlene Bohne, ohne Schalen - das Bohnenmehl.

Soja - auch nur eine Bohne?

Ebenso wie es verschiedene Apfelsorten, Kohlsorten usw. gibt, so ist es auch bei den Bohnen. Als die beste Bohnensorte gilt heute die japanische Ölbohne, die sogenannte Sojabohne. Ernährungsfachleute und einflußreiche Firmen schreiben wie in einer Wette um den besten Artikel über Soja. In jedem Reformhaus wird Soja empfohlen. Aber nicht nur für den Menschen soll Soja gut sein, nein, auch zur Mastfütterung ist in allen Futtermitteln Soja.
Nach Hildegard ist es eine Bohne wie jede andere auch. Deshalb möchte ich den Landwirten ans Herz legen, statt teures Soja zu kaufen, lieber Stangenbohnen zu pflanzen. Angeblich ergibt das einen Ertrag von ca. 20 Tonnen pro Hektar. Damit lassen sich eine Menge Tiere füttern.
Sollte noch etwas übrigbleiben, verkaufen Sie es an Reformhäuser, denn - wie wir hörten - sind Bohnen auch für den Menschen gut.

Die Erbse (Pisum sativum)

„ist kalt und etwas schleimig und macht die Lunge dämpfig. Ein Mensch warmer Anlage kann Erbsen ganz gut essen, doch macht es ihn aufgeregt. Kalten Menschen, Schwächlingen sind Erbsen nichts nütz, weil ihnen die Kost schleimigen Speichel macht. Denn die Erbsen haben keinerlei Kraft, Schwächen zu scheuchen". (H. v. B.)

Davon ausgenommen ist die Kichererbse (Cicer arietinum). **Diese ist „warm und freundlich, leicht und lind zu essen und macht dem Esser keine Unsäfte". (H. v. B.)**

Sie werden nun fragen, wer ist ein „kalter" Mensch und wer „warm"? Die einfachste Methode, dies festzustellen ist die Frage: Werden Sie im Zorn rot im Gesicht oder weiß (blaß)? Die erblassen, sind kalt, und die erröten, warm. Wieder eine Unterscheidung, von der wir bis heute keine Ahnung hatten. Hildegard unterscheidet zwischen dick und dünn, warm und kalt und gesund oder krank. Weiters: Ob kräftig oder schwach usw. Ich zähle die bisher genannten Unterscheidungen einmal auf, weil sie uns sonst gar nicht so richtig zum Bewußtsein kommen. Dabei sind das nur die groben Unterscheidungen.

So ganz nebenbei muß uns auch auffallen, daß hier nie von Vitaminen die Rede ist. Wie Sie vielleicht bereits selbst erkannt haben, kommt es auch nicht in erster Linie darauf an. Zuerst sollten wir einmal wissen, daß Erbsen und Bohnen nicht einfach Hülsenfrüchte genannt werden können.

Glauben Sie nun langsam, daß wir mit Pauschalverurteilungen oder Pauschallobeshymnen (Vitamine z. B.) die Wahrheit verfehlen? Kommt hier nicht unsere Unwissenheit, unser Halbwissen zum Ausdruck? Und glauben Sie mir nun auch, daß wir ohne Hildegard diese entscheidenden Dinge wahrscheinlich noch lange nicht erfahren hätten?

Die Zwiebel

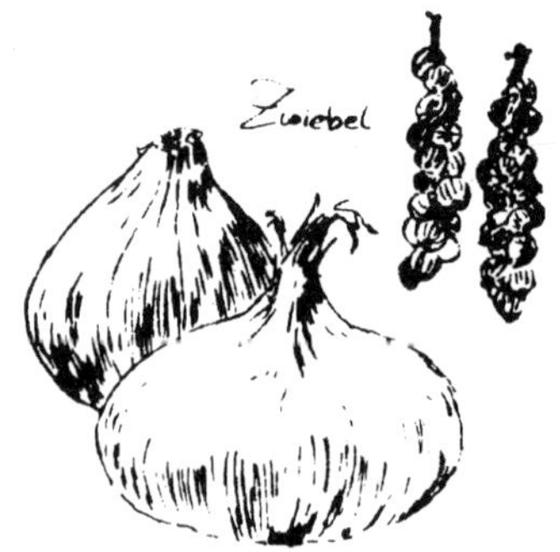

„roh gegessen, ist sie gleich schädlich wie giftig, wie der Saft nutzloser Kräuter, gekocht aber heilsam, weil das Feuer ihre Schädlichkeit mindert. Den Magensiechen mit schwachem und verletzlichem Magen macht sie roh oder gekocht Schmerzen, weil sie feucht ist". (H. v. B.)

Eine Ohrfeige für Rohköstler und Balsam für Magenschwache? Die rohe Zwiebel hat noch jede Hausfrau zum Weinen gebracht. Dieser beißend scharfe Zwiebelsaft soll gesund sein? Magenschwache können ein Lied davon singen.

Sie glauben weder mir noch der Heiligen Hildegard, stimmts? Anscheinend weiß ich nicht, daß in der rohen Zwiebel die Vitamine, A, B1, B2, E, H, K und P enthalten sind und beim Kochen doch verloren gehen? Gut, eßt die Zwiebel nur weiterhin roh, wie die Äpfel. Jeder wie er meint. Hildegard-Freunde lassen sich eines Besseren belehren. Die Zwiebel wurde schon genauestens untersucht und man fand außer den Vitaminen allerdings auch noch, das schädliche Glykosid, die Rhodanwassersäure, sowie eine Reihe ätherischer Öle von besonderer Schärfe. Aber lassen wir den Streit lieber beiseite.

Wir merken uns: Die Zwiebel ist für Menschen mit starkem Magen, gekocht heilsam, weil erst durch das Kochen die Schärfe gemildert und angenehm mild wird. Nur für Magenschwache ist die Zwiebel so oder so ungesund.

Bevor ich zu Hildegard gestoßen bin, konnten mich die „üblichen" Kräuterbücher - ob antiquarische Exemplare oder der neueste Schrei - noch begeistern. Alle studierte und schluckte ich mit einer Begeisterung. Als sich bei der Erprobung dann vieles nicht bewährte, nicht funktionierte, nahm die Begeisterung langsam ab. Nach und nach fiel mir dann auch auf, wie oft sich die Beschreibungen aus den vielen Büchern ähneln. Anscheinend wurden ganze Kapitel sinngemäß immer wieder abgeschrieben, und am Ende sollte dann alles gegen alles helfen. Nicht drei oder vier verschiedene Kräuter brauchen wir für einen guten Tee, nein 33, 66 oder gar 99 müssen es sein. Das ist der beste Weg, unglaubwürdig zu werden.

Übertreibungen wie diese tragen dazu noch bei:
So soll der rohe Zwiebelsaft das Herz stärken, gegen Ruhr, Hysterie, Blähsucht, Sodbrennen, Eingeweidewürmer, Gebärmutterentzündung und natürlich auch gegen Husten und Heiserkeit helfen. In einem anderen Buch fügt einer noch hinzu:

„Wenn wir den Saft der Zwiebel als blutreinigend, appetitanregend, harntreibend, wurmtreibend und krampflösend bezeichnen, haben wir noch nicht alle Heilkräfte aufgezählt“.

Als Anfänger hat mir das imponiert, wußte ich doch nicht, wieviel daran falsch ist. Die rohe Zwiebel oder deren Saft hilft weder gegen Ruhr, Hysterie, Blähsucht, Sodbrennen, Eingeweidewürmer, Gebärmutterentzündung, noch ist er blutreinigend, appetitanregend, wurmtreibend und krampflösend. Wenn manche solchen Unsinn verzapfen, darf es uns nicht wundern, als Naturapostel einen Spottmantel umgehängt zu bekommen. Wir dürfen keine blinde Naturhuldigung betreiben und jedem Pflänzchen Lob und Ehre andichten, die es nicht verdient. Da fällt nicht nur auf die Naturheilkunde ein langer Schatten, sondern sie wird zum Teil unverantwortlich .
Gerade die Naturheiler pochen auf das kunstgerechte Heilen und sehen darin eine echte Kunst. Das ist schon richtig, erfordert aber vorerst ein kräftiges Entrümpeln.

Wir müssen die mit Ballast überquellende Schublade

„Naturheilkunde“ einmal auf den Kopf stellen und nur wirklich bewährte Rezepte wieder einsortieren. Das wird sie übersichtlicher, überschaubarer und vor allem ehrlicher machen.
Wenn selbst die Kirche den Mut hat, mit starren und verholzten Formen aufzuräumen, wird es auch für uns kein Sakrileg sein, eine neue Ordnung in diesen Bereich zu bringen.

Frau Sonnhilde B. erging es ebenso. Sie schreibt:

„Ich muß sagen, mir ging es genauso wie Ihnen. Aus den verschiedensten Kräuterbüchern suchte ich Mittel gegen Gallensteine, Herzstechen .. und fand eine Unmenge! Seit ca. 8 Jahren probiere ich eine große Zahl von Säften, Tees, Auszügen usw. Anfangs war ich sehr begeistert, denn ich dachte, wie kann es denn überhaupt so viele Krankheiten geben, bei solch einer Aufzählung an Anwendungsmöglichkeiten und Wirkungen, die oft bei einer Pflanze stehen. Langsam komme ich dahinter, daß vieles nicht stimmen kann . . . «

Wie knapp sind hingegen dazu die Angaben Hildegards. Sie sagt uns in einem Satz mehr, als wir mitsamt unserem ganzen Wissen in langatmigen Abhandlungen hervorbringen. Lieber von wenigen Dingen die Wahrheit wissen, als von allem nur Halbwahrheiten.

Knoblauch

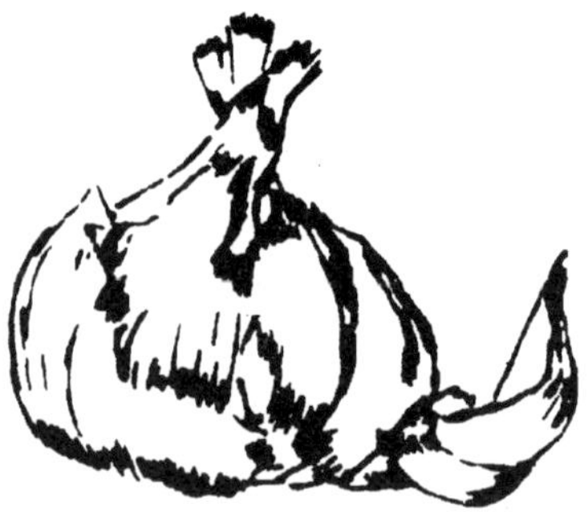

„ist Gesunden und Siechen heilsamer zu essen als Porrlauch. Soll roh gegessen werden, weil er gekocht wie ein verdorbener Wein wird, nämlich schal. Soll mäßig genossen werden, damit er das Blut im Menschen nicht übermäßig erhitzt. Alter Lauch hat seine heilsame und richtige Wirkung eingebüßt, aber anderen Speisen beigegeben kommt er wieder zu Kraft“. (H. v. B.)

Sollten wir den Knoblauch nun roh oder gekocht essen? Zuerst heißt es roh, weil er gekocht wie verdorbener Wein wird, und am Schluß bekommt er durch das Kochen wieder Kraft. Wie ist das zu verstehen?
Es kommt darauf an, wenn wir ihn frisch vom Garten holen. Dann essen wir ihn roh. Auch nach ein, zwei Monaten noch. Allmählich schrumpft Knoblauch und wird alt. Dann können wir seine Lebenskräfte durch das Kochen wieder erwecken. So ist das gemeint. Man müßte ihn immer fragen: Wie alt bist du denn? Bist du älter als drei Monate, dann wirst du gekocht - klar?

Wenn wir nicht zuviel davon essen, dürfen wir ihn Gesunden und Kranken servieren. Ich wundere mich oft was die Ärzte den Kranken alles zu essen verbieten. Von der Sicht Hildegards sehr häufig auch das Falsche.

Schnittlauch

„Alle Laucharten, die hohl sind, sind gemäßigter, weniger schädlich und bereiten keine solchen Stürme. Roh schadet er Gesunden nicht, für Kranke koche ihn, daß dessen Feuchte sich nicht mit ihrer Feuchte vereinigt, weil Kranke ohnehin schon zu viel verschiedene Säfte in sich haben". (H.v.B.)

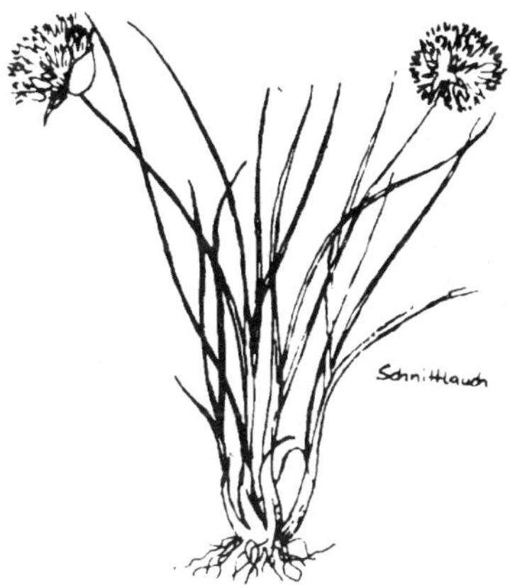

Schnittlauch roh über die Suppe streuen. Für die Krankenkost mitkochen.
Die ungesündeste Lauchart ist der Porree. Viele essen ihn gerne und sind über diese „Botschaft" bestürzt. Man könnte uns auch entgegenhalten, daß der eine oder andere Porree schon lange und auch oft aß und dennoch gesund sei. Also hat sich Hildegard geirrt. Oder?
An einer Stelle erwähnt Hildegard, wenn mehr als die Hälfte der Anteile einer (aus mehreren Ingredienzien zusammengesetzte) Speise gesund ist, wird der Organismus mit dem ungesunden Anteil noch zurechtkommen. Mit anderen Worten: Die gesunden Speisen überwältigen die weniger guten oder weniger gesunden noch. Ohne weiters werden wir nicht gleich krank, wenn wir einmal etwas Ungesundes essen. Auch nicht vom Gelegentlichen, sondern durch die Vielzahl der kleinen Sünden und falschen Kompositionen. Deshalb ist es für uns wichtig, den Stellenwert einer Frucht, eines Lebensmittels zu erfahren. Solange wir nicht wissen, was wirklich gut oder schlecht für uns ist, können wir ja gar nicht gesund leben. Einmal darauf hingewiesen, liegt es dann an uns, die weniger guten Dinge auch seltener zu verwenden. Nicht zuletzt hängt alles auch noch davon ab, ob wir entsprechend unserem tatsächlichen Bedarf essen.

Über das schädlichste Gemüse, den Porree, berichtet Dr. Hertzka:

Porree (Allium porrum)

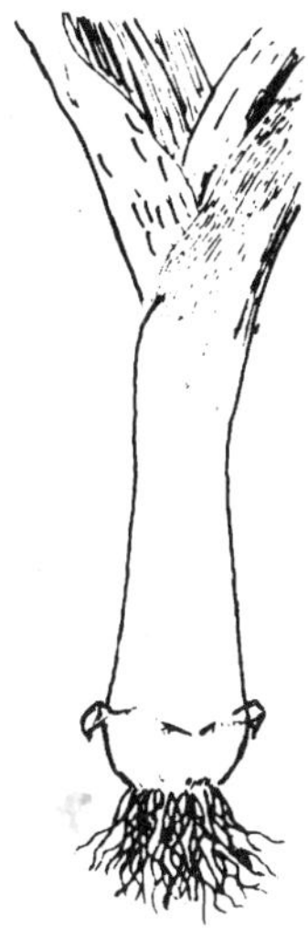

Hildegard-Freunde wissen aus dem Buch »So heilt Gott« bereits, daß Porree ganz aus der Küche verbannt gehört. Dies hat vor kurzer Zeit einen bekannten Kochreformer in Deutschland so sehr in Harnisch gebracht, daß er in seiner Hauszeitschrift mit allen möglichen und unmöglichen Gründen seinen Liebling »Porree« verteidigen zu müssen meinte. Ich wurde von einigen Hildegardfreunden darauf aufmerksam gemacht, welche mich ängstlich fragten, wo nun die Wahrheit sei. Unser Kochkünstler hatte natürlich keine Ahnung von Hildegard - was ihm auch nicht zu verübeln ist - und weil ich mir denken könnte, daß auch andere einmal in „Gewissenskonflikt" kommen könnten, bringe ich im folgenden das ganze, originale Hildegardkapitel über den Lauch. Dabei zeigt sich, daß in der Beurteilung, ob gesund oder nicht, empfehlenswert oder nicht, bei Hildegard so weite Einblicke aufgetan werden, wie sie heute noch niemand hat.

„Porrlauch hat eine rasche und unnütze Wärme in sich, so etwa wie ein Wassertrieb der Bäume, der rasch aufschießt und rasch vergeht.
Dem Menschen macht er ruheloseste Sinngier (inquietudines in libidine).
Roh ist er dem Menschen so widerlich und schlecht zu essen, wie eine nutzlose Giftpflanze, weil er das Blut und die menschlichen Säfte in das Gegenteil verkehrt, d. h. einen Wirbel erregt, so daß durch ihn das menschliche Blut nicht mehr recht wächst und die Faulsäfte sich nicht mehr reinigen. Wer Lauch essen will, beiz ihn in gesalzenen Wein oder Essig und lasse den Lauch in Wein oder Salz lange liegen, damit seine bösen Säfte sich abschwächend in ihm verlieren. Er mache das von morgens bis mittags oder von der Non bis zur Nacht. Solcher Art gebeizt, kann der Gesunde den Lauch mit einigem Nutzen essen, aber auch dann ist er roh besser zu essen

als gekocht. (Durch das Kochen muß eine besonders schädliche Substanz entstehen. d. V.)
Für Kranke taugt der Porree weder roh noch gekocht als Kost, weil deren Blut die rechte Wärme nicht hat und auch ihr Faulsaft (tabes, vermutlich eine Leukozytenform) aufgerührter ist und alle Säfte „seimig" (schaumig) sind. Dies bringt der Porree durcheinander, wenn er von einem Kranken gegessen wird. Wenn der Kranke aber großes Verlangen hat, dann soll er ihn roh so, wie beschrieben, essen, aber mäßig.
Zu Heilmitteln paßt der Porree nicht, besonders deswegen, weil er sein Wachstum aus der instabilen Witterung schöpft, dann wenn die Wärme der Luft mit der Feuchte und die Feuchtigkeit mit Wärme sich vermischen . . ."
(H. v. B.)

Wie meine Hildegardfreunde sehen, kann man über Hildegard nicht urteilen, wenn man sie nicht genau kennt. Die Hildegard Medizin kann man auch nicht aus den bisherigen Veröffentlichungen zu diesem Thema kennenlernen. Man muß da sehr genau sein und auch über ein wenig Erfahrung verfügen.
Wie Sie sehen, liegen die Dinge beim Porree außerordentlich kompliziert. Wer nimmt denn heute überhaupt bei den Nahrungsmitteln darauf Rücksicht zu vermeiden, was die Sinnlichkeit anstachelt? Man müßte es den modernen Menschen ja geradezu empfehlen!? Das würde genau in die Linie der schlemmerhaften Anti-Krankheitskost passen. Aber ein ernstliches Ringen um die Wahrheit in der Ernährung müßte gerade beim Lauch einen unerhörten Apparat von physiologischen Untersuchungen in Bewegung setzen.

Hildegard schreibt dem Lauch Änderungen in der Blutzusammensetzung der Kranken und dem Bluterneuerungssystem zu, wie es sonst nur ein Universitätslaboratorium mit großem Aufwand herausfinden könnte.
Ich glaube nicht, daß es sich lohnt, wegen Hildegard mit jemandem zu streiten. Vielmehr meine ich, daß wir alle in punkto Ernährung noch viel lernen können.

Kohl (alle Kohlarten)

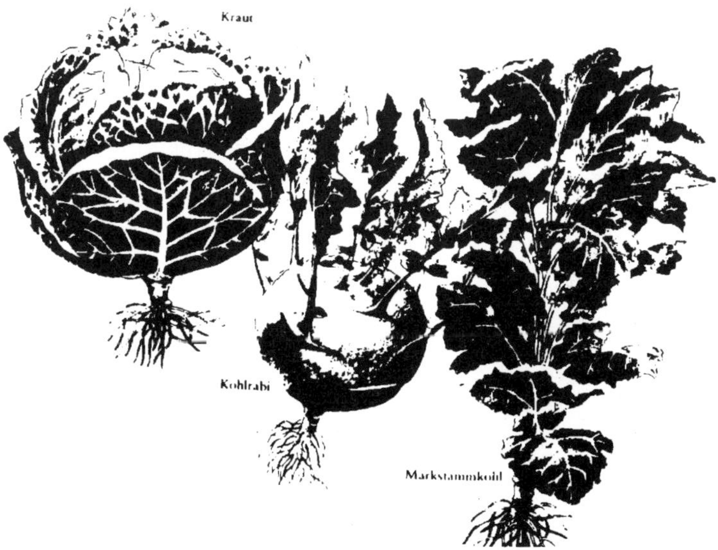

„Ihr Saft ist etwas unnütz und aus ihnen entstehen im Menschen Schwächen und sie verwunden schwache Gedärme. Gesunde, die kräftige Blutadern und nicht viel Fett haben, können mit ihren Kräften die Kohle bewältigen. Fetten Leuten sind sie schädlich, weil deren Fleisch zu sehr aufgeschwemmt wird, und Kohl zu essen ist ihnen genauso schädlich wie den Kranken. Kohle sind auch als Gemüse oder mit Fleisch gekocht schädlich und mehren die Unsäfte mehr als daß sie diese mindern". (H. v. B.)

Ist das nicht zum Weinen? Unser ganzer Stolz im Gemüsegarten, die vielen Kohlarten, sind nicht gesund? Zugegeben, es dauerte auch bei mir eine schöne Weile, Hildegard voll und ganz zu vertrauen. Weniger wegen des Kohls, ich esse nicht gern Gemüse, mir machte zu

schaffen, daß der Holunder auch nicht so gesund sei, wie allgemein angenommen wird. Aber bleiben wir beim Kohl:
Der athletische Typ mit kräftigen Adern und wenig Speck verträgt ihn ohne Problem. Weniger starken Menschen „verwundet" Kohl die schwachen Gedärme. Mit anderen Worten: Leute mit Hämorrhoiden sollten sich vor Kohl hüten. Am Ende haben sie ihr Leiden ohnehin dieser Pflanzengattung zu verdanken, wer weiß es? Wer weiß, wodurch Hämorrhoiden entstehen? Die „restlichen" Typen werden fett vom Kohl. Wollen Sie das?

Beifuß (Artemisia vulgaris)

„ist sehr warm und sein Saft sehr nützlich. Als Gemüse gekocht gegessen, heilt er sieche Gedärme und wärmt einen kalten Magen.
Wer etwas ißt oder trinkt und davon Schmerzen bekommt, der mache mit Fleisch, Gemüse oder einer anderen Speise oder überhaupt ein würzig gemaßtes Beifußgericht und esse das, welche Fäulnis er sich durch vorhergegangene Speise oder Trunk zuzog, die nimmt und verjagt es". (H. v. B.)

Das ist doch die Höhe. Dieses lästige Unkraut soll so nützlich sein, viel besser als der schöne Kohl? Es ist ja geradezu ein Hohn. Sehen wir uns diese Parallelen an:

Kohl: Sein Saft ist etwas unnütz
Beifuß: Sein Saft ist sehr nützlich

Kohl: Mit Fleisch gekocht schädlich
Beifuß: Mit Fleisch gekocht verjagt Fäulnis ...

Kohl: Verwundet schwache Gedärme
Beifuß: Heilt sieche Gedärme

Warum züchten wir anstelle der vielen unnützen Kohlsorten keinen Gemüsebeifuß? Er gehört ja eigentlich zu

den Gewürzen. Nein, es ist ein mögliches Gewürz, mögliches Gemüse und ein mögliches Heilmittel. Diese mit Wermut verwandte Pflanze hält auch in den Kräuterbüchern einen Dornröschenschlaf.
Dabei zählt sie zu den besten Mitteln bei einem verdorbenen Magen. Wenn Hildegard einer Pflanze eine so gute Note ausstellt, dann sagt das viel. Hertzka empfahl einer an Magengeschwüren leidenden Patientin einmal, das ganze Jahr über in alle Speisen ein wenig Beifuß mitzukochen. Ergebnis: Die Geschwüre sind nicht mehr da. Schon eine Prise Beifuß macht die Speisen magenfreundlicher, wenn man das Kraut mitkocht. Das sind die geheimen Kunstkniffe einer klugen Hausfrau. Um dieses Wissen sollten sich Frauen wieder bemühen, das gäbe zufriedenere und gesündere Familien, glauben Sie nicht auch? Beifuß ist eine ausdauernde Pflanze und gedeiht in jedem Garten. Wir holen uns die frischen Blätter von Frühjahr bis zum Sommer bei Bedarf direkt aus dem Garten, schneiden die Blätter wie Schnittlauch und geben sie in die Speisen. Für den Winter können wir die Blätter trocknen oder bereits kleingeschnitten und portioniert einfrieren. Wenn Sie nicht wissen, wie Sie zu so einem Beifußstock kommen, gehen Sie zu Ihrem Gärtner, der kann Ihnen zumindest den Samen besorgen. Das empfehle ich Ihnen im übrigen auch für alle anderen Gewürze und Kräuter. Hat man sich einmal ein wenig umgesehen, so finden sich auf einmal eine ganze Reihe von Firmen, die alljährlich an ihre Kunden Samenkataloge senden. Über solche Firmen kommt man auch zu ausgefallenen Pflanzen, wie wir sie bei Hildegard brauchen.

Kürbis (Cucurbita)

Der Hildegardtext ist knapp:

„Die Kürbisse sind trocken und kalt und wachsen von der Luft und sind für Kranke und Gesunde gut zu essen". (H. v. B.)

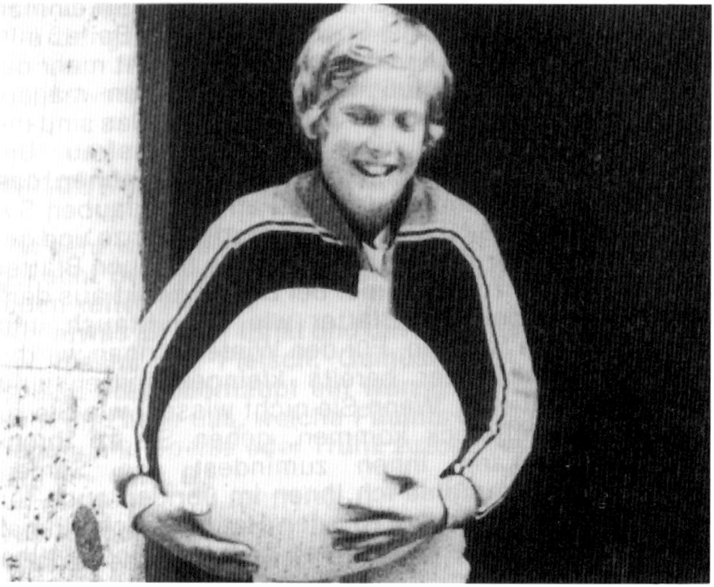

Von den ca. 25 Kürbisarten wählen wir für unseren Garten die Speisesorten (Tafelkürbisse) aus. Die Sorte „Riesenkürbis" bringt Früchte zwischen 60 und 100 kg (pro Stück) hervor! Da fragt man sich, woher nimmt die Pflanze soviele Aufbaustoffe? Als ob Hildegard unsere Neugierde erkannt hätte sagt sie uns, der Kürbis lebt von der Luft, wächst von der Luft (Feuchtigkeit).

Es gibt viele Rezepte für die Zubereitung: Vom Kürbissalat anstelle des ungesunden Gurkensalates bis zum panierten Kürbisschnitzel. Das schmeckt und ist gesund. Was wollen wir noch mehr.

Der Häuptl-Salat (Lactuca)

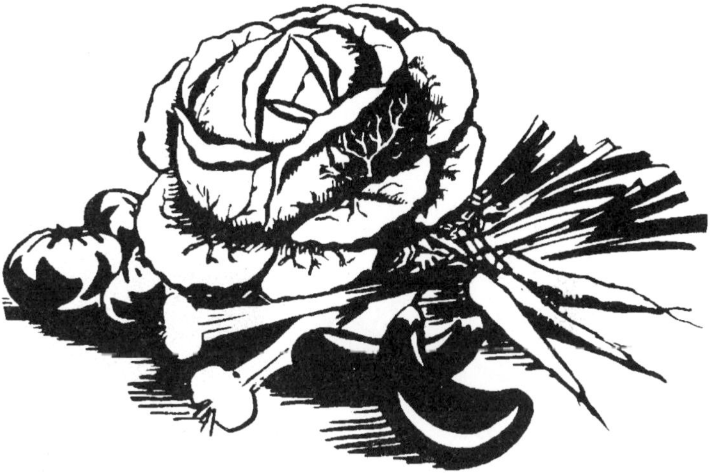

„. . . macht ohne Würze gegessen durch seinen unnützen Saft das Hirn des Menschen leer und erfüllt den Magen mit Schwäche. Wenn aber einer davon essen will, würze und maße er die (Kopf) Salate eine kurze Zeit vor dem Essen mit Dill oder Essig oder einer anderen Beize, sodaß sie davon durchtränkt sind. So gemaßt und gegessen bestärken sie das Gehirn und bereiten gute Verdauung". (H. v. B.)

Macht dieses Beispiel nicht deutlich, wie nahe gesund und ungesund beieinander liegen und wie sehr es auf eine richtige Zubereitung ankommt? Ein Salat ohne Beize füllt den Magen mit Schwäche und schadet dem Gehirn. Richtig zubereitet stärkt er das Gehirn und bereitet dazu noch gute Verdauung. Das ist die Kunst des Würzens á la Hildegard, die wir lernen sollten.

Im folgenden Kapitel widmen wir unsere Aufmerksamkeit diesem Thema.

Gewürze - die „Hormone“ der Küche

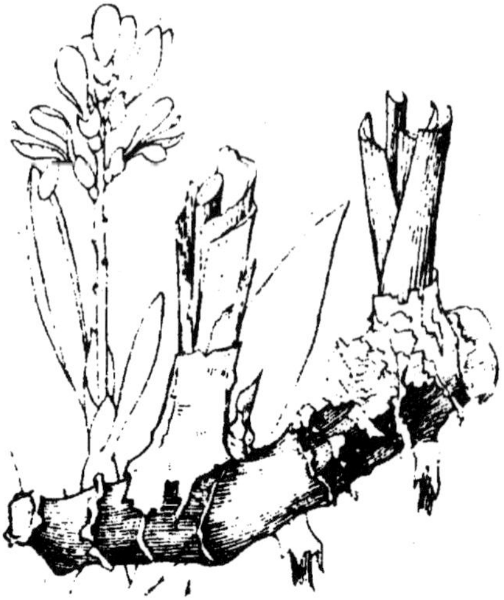

Das beste Gewürz
Galgant

Die Kunst des Würzens führte lange Zeit ein Aschenbrödel-Dasein. Sie ist heruntergekommen auf „eine Prise Salz, eine Spur Muskat und Knoblauch nach Belieben“. Die meisten Hausfrauen sehen den ganzen Sinn des Würzens nur mehr darin, schal schmeckende Speisen etwas pikanter und gaumenfreudiger zu machen. Wie Speisen zusammengesetzt sein müßten, um auch gesund zu sein, entzieht sich unserer Kenntnis, Hauptsache es schmeckt.
Wir wissen zwar, daß die Zahl der Herz- und Kreislaufkranken ständig steigt, kümmern uns aber wenig darum, was in der Küche vorgeht.
Die Frauen unterschätzen ihre Verantwortung in der Küche. Diese nimmt ohnehin längst nicht mehr den gebührenden Raum ein, sondern wurde zu einer verwaisten Kochnische degradiert. Eine Stelle zum Würstchen heiß machen und Aufwärmen fertiger Industrienahrung.

Das „nur Hausfrau- und Mutterspielen“ ist nicht gerade modern. Freilich deshalb, weil wir den Sinn und Zweck nicht mehr erkennen und nicht mehr erkennen wollen. Denaturierte Dosennahrung aufzuwärmen und vielleicht noch etwas salzen, ist tatsächlich keine erfüllende Aufgabe.
Wir sollten wieder andere Werte in Erinnerung rufen. Unter anderem wäre es wieder gut zu wissen, was der tiefere Sinn des Würzens ist.
Die Verwendung von Gewürzen bei der Zubereitung von Speise und Trank muß doch etwas Besonderes bedeuten. Das sehen wir nicht nur aus der Geschichte mit all den blutigen Auseinandersetzungen auf den „Gewürzstraßen“ sondern noch genauer in Hildegards Büchern. Bei genauer Betrachtung entdecken wir sogar, daß die ursprüngliche Heimat der Apotheke die Küche ist. Ja, die Küche ist unsere erste Apotheke! Das bekennt auch der Verfasser des, „Corpus Hippocraticum“ er lebte 400 Jahre vor Christi Geburt - wenn er sagt, daß die Medizin aus der Küche hervorgegangen ist.
Wir begnügen uns hier mit dem, was Hildegard dazu zu sagen hat. Sie lehrt uns die Kunst des Kochens ebenso wie die Zubereitung von Heilmitteln. Beides legt sie in die Hand einer verantwortlich denkenden Frau und liebenden Mutter.
Für unsere Alltagskost zeigt sie uns die Behandlungsmethoden der verschiedensten Nahrungsmittel und auch die Kniffe wie man Minderwertiges erheblich genießbarer macht. Darin liegt der eigentliche Sinn und Zweck aller Beizen und Würzen: schädliche Nebeneffekte auszuschalten, Kraftloses kräftig machen, Minderwertiges in Hochwertiges zu verwandeln und unpassende Zusammensetzungen vermeiden. Für Kranke Heilmittel zu bereiten und zu wissen, was der Kranke meiden muß. So soll z. B. kein Kranker Käse essen und der Gesunde nur mit Mutterkümmel (Fructus cumini). Wer hat jemals Käse mit Mutterkümmel serviert bekommen? Wir nehmen für alles Salz und Pfeffer, weil wir keine Ahnung haben, was das Würzen in Wahrheit alles auf sich hat.
Durch Hitze - z. B. beim Kochen - werden chemische

Reaktionen in Gang gesetzt und damit der Zerfall bestimmter, oft schädlicher Substanzen, aber auch die Entstehung neuer Verbindungen erwirkt. Das könnte ein Chemiker sicher genauer schildern. Uns genügt zu wissen, daß es nicht egal ist, was zusammen gekocht wird. Hildegard war keine Chemikerin, aber sie kannte alle Eigenheiten der Stoffe und was sie bewirken. Sie zeigt uns die Gefahren auf, sowie die einfachsten Mittel, schädliche Einflüsse unwirksam zu machen. Mehr noch: Was einem kranken Menschen schaden könnte, zeigt sie auf und umgekehrt. Vieles würde einem Gesunden schaden, während es einem Kranken nützt. Ein Beispiel: So soll kein Gesunder Feigen essen, ohne sie vorher in Wein und Weinessig zu beizen. Einem Schwachen aber, dessen Leib dahinsiecht, ist die Frucht bekömmlich. Allerdings auch nur solange, bis es mit ihm wieder aufwärts geht; dann muß er sie meiden.

So drückt Hildegard auf die Tasten der Natur. Sie kennt jeden Ton, ob stumpf und bitter, oder sanft und mild. Für jede Pflanze, jede Nahrung weiß sie den rechten Klang. Das ist es, was wir nicht mehr hören, schmecken, riechen können. Denn unsere Saiten sind verstimmt.
Dem Koch und der Köchin sollen die ihnen anvertraute Verantwortung und Aufgabe wieder bewusster werden. Die Person am Herd kann zum Wohle aber auch zum Schaden der Kostgänger beitragen. Wir erkennen langsam die Folgen langjähriger Diätfehler. Gleichgültigkeit, Interesselosigkeit und Fehlinformationen sind mit ein Grund vieler Wohlstandskrankheiten, deren Entstehungsursache die Küche ist!

Dagegen wollen wir etwas tun und uns von Hildegard belehren lassen. Hier liegt ein weites Feld der Entfaltung und Emanzipation. Kochen soll keine Last, sondern eine schöpferische Betätigung sein, eine Möglichkeit zur Selbstverwirklichung. Dann sind jene glücklich zu preisen, die bewirtet werden. Sie werden gesund und fröhlich sein.

Salz

„Das Salz ist etwas Gutes", so steht's schon in der Bibel. (Lukas 14,34).

„Schon aus diesem Grunde - so Hertzka - konnte ich mich mit dem Fanatismus für die salzfreie Kost nie befreunden. Auch dann nicht, als man statt salzfrei auf einmal kochsalzfrei sagte oder noch überspitzter: natriumfrei!
Salz ist nun einmal Kochsalz und wer Salz sagt, meint im Hausgebrauch Kochsalz. Nun, heute lenkt man wieder ein und weiß, daß der Körper das Salz braucht. Dieses auf und ab der Meinungen hätte man sich ersparen können und kann es sich weiterhin ersparen, wenn man sich an die gesunde Lehre Hildegards hält.

„Jede Speise soll so (stark) gesalzen werden, daß die Speise zum Geschmack mehr beiträgt, als das Salz in ihr wahrgenommen wird".

Mit anderen Worten: Salze so, daß man das Salz eben nicht herausschmeckt. Der Eigengeschmack der Speise muß hervorschmecken, nicht das Salz. Es darf nicht salzig schmecken. Hildegard gibt eine geradezu vorbildliche Schilderung über die Folgen eines zu starken und eines zu schwachen Salzens. Genau wie die berühmte Gerson-Hermannsdorfer-Sauerbruch-Diät vornehmlich so der Lunge dient, die unter einem Salzüberschuß leidet, so schreibt sie schon mehr als 700 Jahre vorher:

Zuviel Salz

„Wer in seinen Speisen zuviel Salz ißt, den macht das innerlich dürr, und das Salz stürzt sich wie Sand auf seine Lunge und trocknet die Lunge aus, weil die Lunge das Feuchte wünscht. Hernach fällt es über die Leber her und beschädigt auch sie, obwohl die Leber stark ist und obwohl sie Salz verarbeitet". (H. v. B.)

Wir haben zwar schon gehört, daß die Leber durch Alkohol geschädigt werden kann, aber daß es auch einen Salzschaden der Leber gibt, durch Übersalzen, das ist uns neu. Manche Leberschäden, welche dem Alkoholkonsum zugeschrieben werden, könnten auf Kosten des Salzes gehen, weil Trinker auch gern scharf würzen. Die beiden Dinge müßte man noch beobachten. Im folgenden Text warnt Hildegard vor salzloser Kost:

Zu wenig Salz

„Wenn ein Mensch die Speisen ohne Salz ißt, macht es ihn innerlich kraftlos. Salzt er mäßig, dann macht es ihn kräftig und gesund. Durch Feuer getrocknetes Salz (Siedesalz) ist gesünder als Rohsalz (Steinsalz)". (H. v. B.)

Diese handfeste Regel - salze, doch salze so, daß man das Salz nicht vorschmeckt - bringt die Dinge wieder ins richtige Geleise.

Unser Gaumen hat sich durch das Überangebot an würzigen Fertigprodukten wie Salzgebäck, Kartoffelchips, gesalzene Erdnüsse usw. an zu stark gesalzene Speisen gewöhnt. Ich bringe deshalb ein Beispiel zum Vergleich des richtigen und falschen Salzens: Der Brotteig für die Semmeln und Salzstangerln ist am Anfang ein und derselbe und richtig gesalzen. Bei der fertigen Semmel schmeckt das Salz nicht vor. Das Salzstangerl schmeckt sauer, weil auch noch extra Salz darübergestreut wird. Genau um diese Menge Salz wurde zuviel des Guten getan.

Essig

„Der Essig vom Wein nützt allen Speisen, wenn er als Zugabe den Geschmack der Kost nicht beeinträchtigt. Man soll den Essigzusatz gerade noch kennen. Das reinigt den Menschen von Gestank, vermindert die Unsäfte und die Speisen gehen in ihm den rechten Weg. Wer aber dem Essen so viel Essig zusetzt, daß der Essiggeschmack vorwaltet und so ißt, der wird geschädigt, weil dessen Wärme die Speisen zum anderen (2. Mal) kocht und sie deshalb hart macht, daß sie kaum verdaut werden können«. (H. v. B.)

Hildegard-Freunde verwenden nur Weinessig. Essig aus Bier ist matt und schwach, schreibt Hildegard. Er macht dem Menschen leicht Fieber und härtet oft seinen Magen und taugt darum wenig zum Essen. Wie es mit anderen Essigarten bestellt ist? Selbst dem beliebten Apfelessig gebührt nicht der hohe Rang des Weinessigs. Auch den Essig soll man nicht vorschmecken, wie eine instinktive Küchenregel immer schon vorgeschrieben hat. Innerhalb dieser Grenzen leistet Weinessig Gutes und Nützliches. Durch Hildegard belehrt, braucht sich niemand von einer Salz- oder Essigangst einfangen lassen.

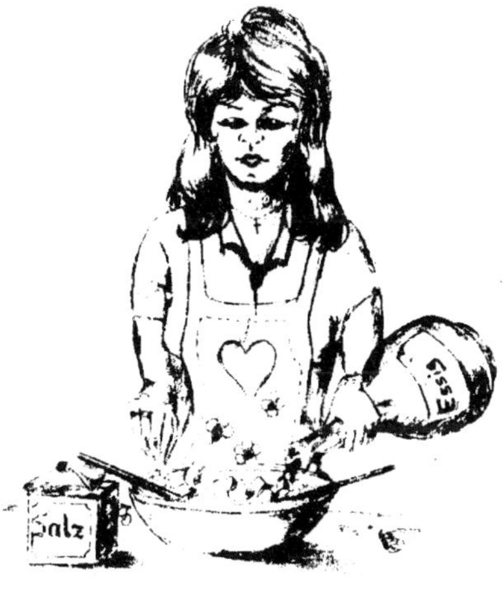

Muskatnuß

„Wenn ein Mensch Muskatnuß ißt, geht ihm sein Herz auf und es reinigt seine (5) Sinne und es liefert dem Menschen ein klares Denken«. (H. v. B.)

Was wir hinter diesen Worten nicht ahnen, was jedoch die Erfahrung gezeigt hat: Es ist eines der prächtigsten Mittel gegen die allgemeine Müdigkeit, soweit sie nicht durch eine echte Krankheit verursacht wird. Die Stoffe, welche den Körper ermüden - einige sprechen vom Verschlacken, was aber doch ungenau und unbewiesen ist - werden durch Muskatnuß aufgearbeitet. Also nicht ängstlich sein! Wenn Hildegard nichts Nachteiliges darüber sagt, gibts auch nichts Nachteiliges darüber zu berichten. Täglich verwenden, lange Zeit verwenden, wo immer es geht Muskatnuß rein. Freilich, Gewürz ist Gewürz. Man wird keinen ganzen Kuchen aus Muskatnuß backen. Würzen heißt würzen. Der Hauptgeschmack der Nahrung muß erhalten bleiben. Gewürze sind Mittel der kleinen Menge, sozusagen die Hormone der Küche.

Muß ich das noch meinen Freunden ausdrücklich sagen? Die Wirkung erzielt man nur mit naturbelassenem Muskatnußpulver von der Muskatnuß. Ersatzessenzen, Kunstaromen, also Chemikalien, verwenden wir nicht. Diese Mittel haben den natürlichen Ausgleich, das richtige Temperament, wie Hildegard wörtlich von der Muskatnuß schreibt, nicht mehr in sich. Frühere Zeiten schätzten die Gewürze so sehr, daß man keine Mühe scheute, um an sie heranzukommen. Bekanntlich war die Suche nach einem kürzeren und billigeren Weg nach den Gewürzländern Indiens und Asiens ein mächtiger Motor zur Entdeckung Amerikas. Muskatnuß ist Muskatnuß. Was von ihr gilt, gilt nicht von den Gewürzen ganz allgemein. Man kann aber die Muskatnußwirkung noch dadurch erhöhen, daß man jene Pulvermischung herstellt, welche wir unter dem Namen Intelligenzpulver unseren Lesern empfohlen haben. (So heilt Gott, Hertzka, Nervenmittel Nr. 3). Hildegard bringt diese Intelligenzkekse als Anhang zum Muskatnußkapitel. Der wesentlichste Bestandteil ist also die Muskatnuß. Nebenbei bemerkt, müssen es nicht unbedingt Kekse sein. Man könnte dieses gemischte Muskatnußpulver auch in Pfannkuchenteig zusetzen und es wird auch da seine Wirkung ausüben. Natürlich wird man nicht so oft »Intelligenzpfannkuchen« als Intelligenzkekse essen. Um den vollen Effekt zu erzielen, muß man oft davon essen.

Die Muskatsuppe

Es gibt auf Muskatnußbasis eine Suppe gegen Cerebral- und Arteriosklerose. Also gegen die Adern- und Gehirnverkalkung alter Menschen. Dazu braucht man eine Mischung aus Muskatnußpulver und die doppelte Menge Galgantpulver. Diese Pulvermischung setzt man einer Suppe zu, welche aus gestoßener Schwertlilienwurzel und etwas Salz mit Wasser gekocht wurde.

Ich erwähne das nur nebenbei, denn es gibt auch einfachere Verfahren zum gleichen Zweck. Aber vielleicht ist jemand unter den Lesern, welcher die Mühe der Herstellung nicht scheut. Auch hier ist die Muskatnuß ein entscheidender Bestandteil.

Salbei

(Salvia officinalis)

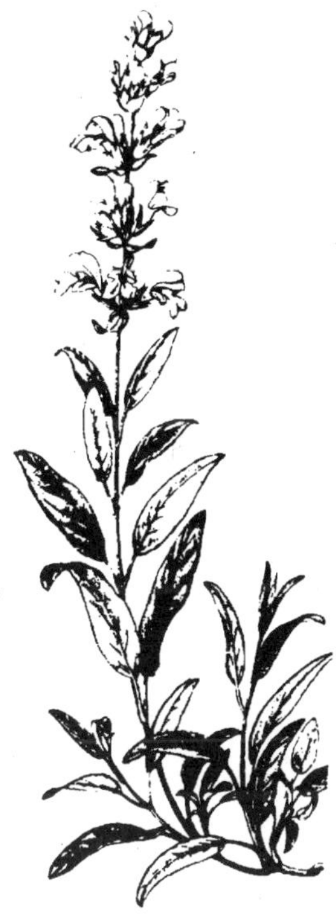

Darüber waren sich bisher alle Naturheilkundigen einig: Ein Salbeistock gehört in jeden Garten.

„...Er wächst mehr aus Sonnenwärme als Erdfeuchte und nützt gegen kraftlose Säfte, weil er trocken ist. Roh und gekocht ist er dem gut zu essen, welchen schädigende Säfte erschöpfen, da er diese aufzehrt“.

Ist es Ihnen aufgefallen?: Roh und gekocht ist er gut zu **essen**! Denken wir bei den Kräutern, insbesondere bei Salbei nicht immer zuerst an Tee, an Salbeitee zum

Spülen? Nein, essen sollten wir ihn. Roh oder gekocht, wenn uns schädigende Säfte erschöpfen. Ja, was versteht Hildegard unter schädigenden Säften? Vermutlich Stoffwechselerkrankungen wie Rheuma und Gicht. Sicherlich sind auch bei Hautleiden „schädigende Säfte“ am Werke, ebenso bei üblem Atemgeruch und Verschleimungen. Es kann jedenfalls nicht schaden, so hin und wieder beim Spaziergang durch den Garten ein paar Salbeiblätter zu verspeisen. Im Winter essen wir die getrockneten Blätter pulverisiert auf Brot. Und da er roh **und** gekocht gut ist, darf die Mutti auch beim Sonntagsbraten oder wo immer es gerade paßt, den Salbei mitkochen.

Salbei gegen Rheuma und Gicht

„Wenn der Kranke gichtig ist, also fast lahmt, koche Salbei in Wasser und trink's. Es mindert Säfte und Schleim in ihm. Denn seine durch Wasser gemaßte (abgestimmte) Wärme behebt Lähme im Menschen“.

Siehe da, Hildegard verordnet Tee. Das kommt wahrlich selten vor. Nicht überbrühen, nicht kalt ansetzen und ängstlich fragen, darf's auch ein wenig sieden? Nein: Kochen, richtig gekocht soll das Kraut werden. Dann haben wir ein Heilmittel gegen Gicht, Blasenreizung und unfreiwilligen Urinabgang:

Salbei gegen Urinbeschwerden

„Wer seinen Harn infolge Magenkälte nicht zurückhalten kann, koch Salbei in Wasser, seih ab und trink ihn oft warm und er wird geheilt“. (H. v. B.)

Vorsichtshalber erwähne ich, daß es sich hier nicht um das Prostataleiden sondern um die „entgegengesetzte“ Krankheit handelt: Um Bettnässen und Harndrang.

Das kann bei Männern, bei Frauen und bei Kindern vorkommen. Manchmal genügt schon ein zu kaltes Getränk, um diesbezüglich in Verlegenheit zu kommen.

Der Magen „erkaltet“, die Magen-Darmschranke bleibt

„offen“ und man „muß“ so oft. Dann trinke Salbeitee. Bisher hatte ich erst einmal die Gelegenheit, Salbeitee gegen diesen Harndrang zu empfehlen. Bei jenem Bekannten erfolgte die Wirkung sehr rasch. Nach ein paar Tagen Salbeitee war das quälende Verhalten, Tröpfeln und Zwicken wieder vorbei. Dieses muß nicht gerade angenehm sein, denn der Mann war heilfroh das Leiden so rasch wieder losbekommen zu haben.

Quendel (Thymus serpyllum)

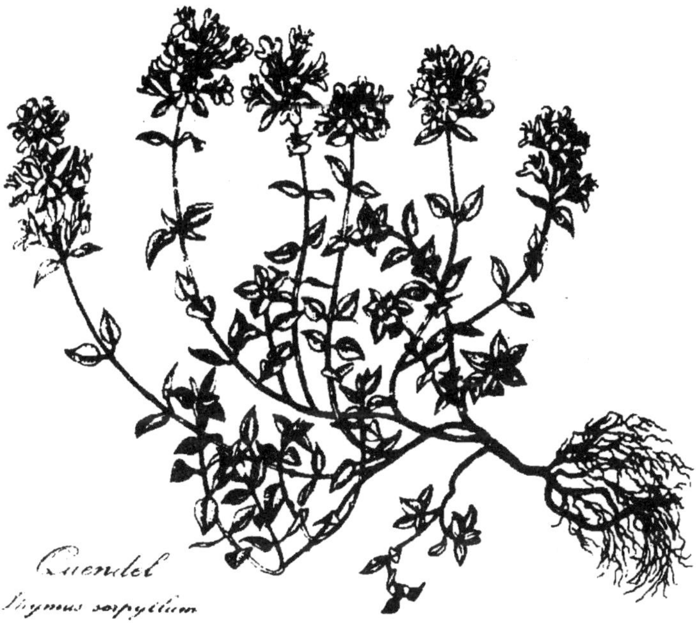

Nicht mit Thymian verwechseln. Quendel ist sein Artverwandter und wird auch Feldthymian genannt.

„Ein Mensch, dessen Körperfleisch krank ist, so daß sein Fleisch gleichsam grindig ausschlägt, esse oft

Fleisch oder Gemüse gekocht mit Quendel, und das Fleisch seines Körpers wird innerlich geheilt und gereinigt". (H. v. B.)

Hier kann sich die Hausfrau zur Hautspezialistin mausern. In manchen Familien sind Hautunreinheiten beinahe Tradition. Da haben fast alle Pickel, Rötungen, Flecken usw. Da fehlt das Quendelgewürz in den Speisen. Vermutlich sind mit einer Langzeittherapie- die nur zu Hause möglich ist - fast alle Hauterkrankungen damit in den Griff zu bekommen. Erfahrungen dazu fehlen uns zwar noch, aber ich bin überzeugt davon, mit einer konstanten Beimengung von Quendelpulver in den Speisen (mitkochen) hier einiges erreichen zu können.
Bei Hautausschlägen und allen Hautleiden sollte dieses Pulver fleißig in den Speisen mitgekocht werden. Nicht einmal oder fünfmal, nein ständig, immer wieder, wenn nötig monatelang.

Quendel als Gehirnnahrung

„Wenn das Gehirn schwach und gleichsam leer ist, pulverisiere Quendel und misch dieses Pulver mit Wasser und Semmelmehl und esse die daraus gefertigten Plätzchen oft und dein Gehirn bessert sich". (H. v. B.)

Das wäre ein Mittel gegen die Gehirnatrophie, den Gehirnschwund und gegen alle Gehirnleiden (contra cerebri dolorem). Vermutlich helfen diese Quendelkekse auch gegen die Vergeßlichkeit durch Überarbeitung und Streß. Ein Knabbergebäck für Manager und an Gehirnverkalkung leidende Menschen.

Zu einem gesunden Menschen gehört auch ein gesunder (Haus-)Verstand. Deshalb werden wir diese Kekse noch machen, bevor wir uns an das Rezept nicht mehr erinnern können.

Wir finden den Quendel auf Magerwiesen, sonnigen Böschungen und in höher gelegenen Lagen.

Wunderdroge Galgant

Schon einmal von Galgant gehört? Ersparen Sie sich das Nachblättern in Kräuterbüchern: Sie suchen umsonst. Wie notwendig es ist, diese Pflanze kennenzulernen, möchte ich Ihnen anhand eines tragischen Ereignisses verdeutlichen:

An einem Sonntagnachmittag besuchten wir wieder einmal die Schwiegereltern und unterhielten uns gemütlich, wie das eben so üblich ist. Plötzlich wird der Schwiegervater kreidebleich und ringt - die Hand auf die Brust gedrückt - nach Luft. Weil wir gerade bei der Jause saßen, glaubten wir, er habe etwas verschluckt. Er verneinte. Sollten wir den Arzt rufen? „Nein, es geht schon wieder", preßte er heiser über seine Lippen. Das war ein Herzanfall, dämmerte es uns langsam. „Gebt mir ein Stamperl Schnaps", war sein Wunsch, nachdem er sich wieder einigermaßen besser fühlte.
Nach ein paar Wochen kam die Hiobsbotschaft: Der Schwiegervater sei gestorben. Er hatte wieder so einen Herzanfall und erlag diesem. Wir konnten es gar nicht fassen. Er war doch gar nicht krank.
Ein paar Jahre später stieß ich auf die Hildegard-Medizin und hörte erstmals von Galgant und seiner wunderbaren Herzwirkung. Hätte ich damals Galgant schon gekannt und bei mir gehabt, wäre die Sache vielleicht anders ausgegangen, dessen bin ich mir heute sicher.
Ich bat deshalb Dr. Hertzka bei der Themenauswahl für unser erstes Vereinsmitteilungsblatt (St. Hildegard-Kurier), gleich über Galgant zu berichten. Er schrieb damals:

Galgant für das Herz

Die Stammpflanze führt den Namen Alpina Galanga und gehört zu den Ingwergewächsen (Zingiberacea). Um es gleich vorwegzunehmen: Ja nicht mit Ingwer verwechseln! Ingwer gilt nach Hildegard im allgemeinen als ein schädliches Gewürz. Ganz anders unser Galgant. In mindestens 10 Medikamenten

Hildegards findet er sich als ein herzwirksamer Bestandteil. Das Erstaunliche dabei ist nur, daß die offizielle Medizin überhaupt keine Ahnung hat, welche Heilkraft gegen Herzbeschwerden in Galgant steckt. Die Angaben Hildegards sind denkbar einfach:
» Wer im Herzen Schmerzen empfindet, esse sogleich eine hinreichende Menge Galgant und es wird besser«.

Man möchte diesem kleinen Satz nicht ansehen, was für unerhörte Möglichkeiten gegen Herzbeschwerden darin stecken. Ich pflege mir mnemotechnisch - als Gedächtnistrick - die Stichworte zu merken: Schwindel, Schwäche, Schmerz. Wenn diese drei irgendwie mit dem Herzen zusammenhängen, dann ist Galgant das rechte Mittel. Nicht alle Herzschmerzen sprechen auf Galgant an und vor allem: Galgant ist kein Heilmittel, sondern ein Hilfsmittel gegen anfallsartige Zustände die mit dem Herzen zusammenhängen. Wie z. B. Herz-Schwäche, Herz-Schwindel, Herz-Schmerz.

Galgant gegen Koliken

Aber nicht nur die eigentlichen Herzschmerzen (Angina pectoris-Anfälle) lassen sich mit Galgant glänzend beheben, sondern die noch häufigeren gastrocardialen Koliken: Man hat sich den Magen verdorben. Es tut sich etwas in der Magengrube. Nun kann eine Gallenkolik daraus werden oder ein Herzanfall. In beiden Fällen beseitigt Galgant, wenn man ihn gleich ißt, den Zustand. Es wird weder eine Gallenkolik daraus noch ein Herzanfall, wenn nach dem Genuß von einer, höchstens drei Galgant-Tabletten (Wurzelpulver in Tablettenform gepreßt) der Betroffene entweder aufstoßen oder einen Wind lassen kann.

Galgant gegen Viruserkrankungen

Die bekannteste und häufigste Viruserkrankung ist die Grippe. Ein grundsätzliches Mittel gegen Viruskrankheiten sehe ich im Galgantwasser. Man löst Galganttabletten oder Galganthonig in frischem Wasser auf, gibt etwas Himbeersaft dazu - Himbeere ist ja auch ein Fiebermittel - und man hat ein ausgezeichnetes Fiebergetränk, das auf jeden Fall nur nützen kann. Bei Viruserkrankungen leistet es uns hervorragende Dienste und schaltet Komplikationen weitgehend aus.

Viruserkrankungen sind zunächst nicht gerade lebensgefährlich. Ich habe je-

doch den Eindruck - und es ist auch durch die Krebsforschung erwiesen daß in der Virusmechanik auch die Krebskrankheit eine gewisse Rolle spielt. Weiters habe ich den nicht ganz von der Hand zu weisenden Verdacht, daß unterdrückte Viruserkrankungen oder auch z. B. durch Schluckimpfungen, Schutzimpfungen und ähnliche Dinge nicht ganz kunstgerecht aufgelöste Virusdispositionen früher oder später mit der Krankheit kollaborieren (zusammenarbeiten) .
Es ist beim Krebs ja so, daß viele Faktoren zusammenkommen. Ich könnte mir denken, daß nicht genügend oder falsch behandelte Viruskrankheiten sich früher oder später auf die Krebsgenese auswirken.

Auf jeden Fall kann es als ideal bezeichnet werden, eine Hildegard-Kombination bei Viruserkrankungen anzuwenden.

Heilpraktiker B. H. aus Mannheim schreibt uns am 17.12. 1980 über eine Patientin mit Gürtelrose:

„ . . . Ich lasse sie jeden Tag wegen der antiviralen Wirkung ein Glas Galgantwasser schluckweise trinken, außerdem bekommt sie einen Umschlag mit Galgantwasser. Ihr Hausarzt meinte, außer Schmerzmittel nehmen und drei Monate ausharren könnte man nichts machen. Nach einer Woche waren die ersten Bläschen bereits abgeheilt und der Schmerz viel leichter geworden. 10 Tage später wird die Patientin als völlig geheilt aus der Behandlung entlassen. Aus den drei Monaten der hausärztlichen Prognose sind Dank Hildegard drei Wochen geworden. Das ist bei einer so furchtbar schmerzhaften Krankheit schon recht angenehm«.

Eine Franziskanerschwester aus Klagenfurt schreibt uns:

. . . Meine älteren Mitschwestern mögen ihn (Galgant) nicht mehr missen. Jeden Morgen 1 Tablette läßt die Schwächen und Altersbeschwerden in der Früh viel rascher abklingen. Und daß dadurch unsere „Alten« die tägliche Frühmesse mitfeiern können, wird sicher auch die Hl. Hildegard freuen. Einem Pfarrer, der seit gut einem Jahr jeden Morgen die Galgantpille nimmt, geht es seitdem so gut, wie schon lange vorher nicht mehr. (76 J. zwei Herzinfarkte hinter sich, sehr müde . . .) Er fühlt sich arbeitsfreudig und gesund.
Mir selber hilft er auch für die meisten Wehwehchen über den Berg, nur nehme ich lieber Galganthonig. Auch bei Wetterfühligkeit ist er sehr hilfreich“.

Galgant gegen Rückenschmerzen

„Wem Rücken oder Weichen durch Unsäfte schmerzen, walle Galgant in Wein und trinke ihn oft warm und der Schmerz weicht«. (H. v. B.)

Mit diesem Galgantwein lassen sich Rücken- und Lendenschmerzen gut beheben. Er nützt auch bei Verspannungen wie etwa beim Hexenschuß, wenn man mehrmals täglich ein Achterl Galgantwein gut warm trinkt. Dieser Wein ist scharf und feurig. Man kommt richtig ins Schwitzen. Ängstliche Gemüter fragen mich oft, ob man sich mit Galgant nicht auch schaden könne, weil er so scharf ist. Keine Angst, Galgant kann gar nicht schaden. Zur Beruhigung:

„Galgant ist durchaus warm. In ihm ist keine Kälte, sondern Kraft". (Hildegard v. B.)

Galgantgulasch

Wenn Sie Galgantpulver statt Pfeffer in das Gulasch geben, bekommt die Speise eine gesunde Schärfe und wird dadurch gesünder. Es bleibt auch die Müdigkeit nach dem Essen aus. Das nützte ich bei meinen Bauarbeiten: Es gab öfters Galgantgulasch, und siehe da, kein Arbeiter hatte „Schlagseite" oder eine Anlaufzeit.
Wenn es ein Lebenselixier, einen „Lebensverlängerer" gibt, muß er Galgant enthalten. Als kluge Hausfrau werden Sie Galgant als Gewürz wohl zu nützen wissen. Oder?

Ysop (Hyssopus officinalis)

„. . . Oft gegessen bereinigt er den schwächenden und stinkenden Schaum der Säfte, wallend wie Wärme im Topf und ist allen Speisen nützlich. Gekocht und gepulvert ist er nützlicher als roh belassen“. (H. v. B.)

Ysop als inneres Geschirrspülmittel in Form von Speisen einverleibt reinigt den stinkenden Schaum der Säfte! Vor- und Hauptwaschgang zugleich bei 36 Grad. Ohne „Einweichen“ mit Fettlöser. Mit diesem Blitzblank gehen selbst hartnäckige Flecken raus! Jetzt in Aktion: Einen Ysopstock erhalten Sie beim Gärtner um wenig Geld.

Spaß beiseite: Ysop muß in den Speisen mitgekocht werden. Weder Ysopwein noch Ysoptee wäre gesund:

„. . . Wer aber Ysop bloß mit Wasser (Tee) oder Wein äße, hätte davon mehr Schaden als Hilfe“. (H. v. B.)

Schon in der Bibel steht geschrieben:

»Besprenge mich mit Ysop und ich werde rein!«

Ysop zählt zu den wichtigen Gewürzen jeder verantwortungsbewußten Hausfrau, weil dieses Kräutl mächtig reinigt. Und haben wir es etwa nicht nötig, uns auch innerlich zu reinigen?

Dill

„Wie immer gegessen macht er den Menschen traurig. Roh taugt er nicht zum Essen, weil er mehr Erdfeuchte in sich hat als Fenchel und auch etwas Erdfeuchte an sich zieht.
Gekocht hingegen verzehrt er die Gicht und so ist sein Genuß nützlich«. (H. v. B.)

Die beliebte Dillsauce ist leider nur für den Rheumatiker gut und heilsam. Allen anderen Menschen schadet gekochter Dill zwar nicht, macht aber traurig. „Wie immer gegessen“, so heißt es doch, macht er den Menschen traurig. Einzige Ausnahme: Als Heilmittel gegen Gicht.
Wir werden dieses Gewürz also nur gezielt einsetzen.

Brennessel (Urtica dioica)

„Wenn die Brennessel frisch aus der Erde sprießt (im Frühjahr), ist sie gekocht nützlich für die Speisen des Menschen, weil sie den Magen reinigt und den Schleim aus ihm wegnimmt... (H. v. B.)

Hier finden wir geradezu einen Grundsatz für die Kunst des Würzens. Aufgepaßt: Die Brennessel erhöht den Wert einer Speise, wenn sie mit den Speisen mitgekocht wird.... sie ist nützlich für die **Speisen** des Menschen! Nicht der Brennesseltee ist das wertvollste, sondern das Kraut in den Speisen mitgekocht und gegessen reinigt den Magen usw. Mit frischen und in Speisen mitgekochten Brennesseln gewinnen wir eine den Magen reinigende Diätspeise.
Wir sollten die Brennessel im Garten nicht mit Unkrautsalz vernichten, sondern die jungen Blätter (mit Handschuhen) pflücken und klein geschnitten in den Knödelteig geben. Solche „Brennesselknödel“, Brennesselnockerl oder was immer gerade gekocht wird, ehren jede Hausfrau. Sie weiß, womit Speisen bekömmlicher und gesünder werden.

Brennessel für's Gedächtnis

So viel wird über die Brennessel geschrieben, aber daß sie auch unser Gedächtnis stärken kann, weiß keiner:

„Ein Mensch, der gegen seinen Willen vergeßlich ist, nehme die brennende Nessel und zerstoße sie zu Brei, setze diesem darauf etwas Baumöl (Olivenöl) zu, reibe, wenn er zum Schlafen geht, seine Brust und seine Schläfen kräftig damit ein, tue dies wiederholt und die Vergeßlichkeit bei ihm wird abnehmen. Denn die scharfe Wärme der brennenden Nessel und die Wärme des Baumöls regen die zusammengezogenen Gefäße der Brust und der Schläfen an, die bei wachem Bewußtsein etwas schlafen«. (H. v. B.)

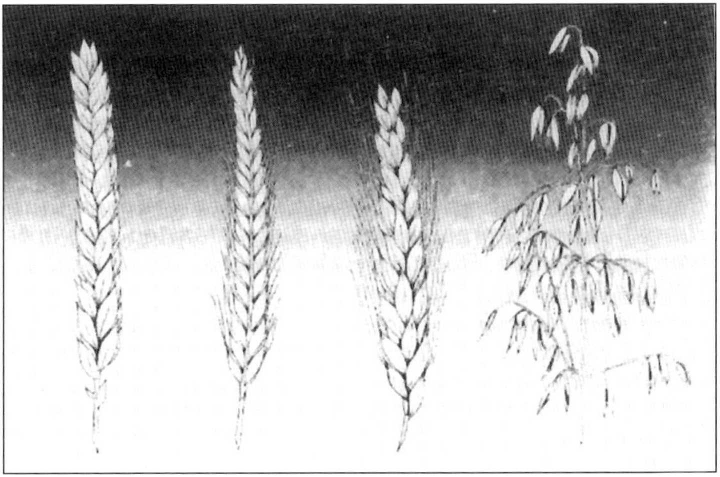

Das beste Getreide fehlt: „Dinkel"

Das fünfte Getreide!

Wenn ich in diesem Buch einer Sache mehrere Seiten widme, so hat dies einen Grund. Auf den folgenden 13 Seiten habe ich das wichtigste über jenes Getreide zusammengefaßt, welches man in Österreich praktisch gar nicht kennt. Wie wenig man darüber auch in anderen Ländern weiß, beweist obiges Bild. Ich entnahm es einem Lexikon! Der Kommentar zu diesem Bild lautete: „Die wichtigsten Getreidearten". Leider falsch, denn die wichtigste und beste aller Getreidearten fehlt! Es gibt nämlich neben Weizen, Roggen, Gerste und Hafer noch eine fünfte Getreideart: Den Dinkel. Warum ich gerade diesem unscheinbaren Getreide so viel Platz einräume, werden Sie nun erfahren.

Dinkel das beste Getreide

Zur Zeit wird sehr viel, beinahe zuviel über eine angeblich gesunde Ernährung geschrieben. Eines ist allen Empfehlungen gemeinsam: Sie beinhalten nichts Neues, keine wirklich neuen Erkenntnisse. Solange man von Hildegard noch nichts weiß, fällt es einem nicht auf. Oder ist Ihnen schon mal aufgefallen, daß in den ganzen Ernährungsbüchern immer nur vier Getreidearten gewürdigt werden? Weizen, Roggen, Hafer und Gerste. Ausgerechnet das Beste fehlt: Triticum spelta, der Dinkel.
Er ist dem Weizen ähnlich, aber mit ihm nicht verwandt und - aufgepaßt - mit ihm, auch nicht kreuzbar. Damit für Zucht- und Genbehandlung nicht interessant. Weiters mahnt er uns, auf Kunstdüngung zu verzichten, denn auf solchen Böden wächst er schlechter! Bei zu starkem Treiben durch (Kunst)Düngung fällt er um, weil sein Halm sehr zart ist. Dafür wird selbst sein Stroh von den Tieren als Futter gern gefressen. Kommt man ihm mit einem Pestizid in die Nähe, geht Dinkel ein.
Die Heimat dieses Wintergetreides mit den örtlich unterschiedlichen Bezeichnungen wie Spelz, Vesen oder auch Kernen, ist die Schwäbische Alb. Er war das Korn der Alemannen, die Hauptgetreidefrucht auf der Alb. Sein Anbau erstreckte sich bis Süddeutschland in die Schweiz und nach Vorarlberg. Ortsnamen wie Dinkelsbühl (Mittelfranken), dessen Stadtwappen drei Dinkel-Ähren zeigt, geben Kunde von der alten Verbreitung.
Die Welt (er)kennt Dinkel nicht, dafür so vernunftlose Geschöpfe, wie die Hühner: Wirf ihnen ein Gemisch aus Dinkelkörnern und Weizen zum Fressen vor, und du wirst sehen, wie zuerst jedes Dinkelkorn aufgepickt wird. Erst dann kommt der Weizen an die Reihe.
Vor etwa 200 Jahren sahen sich nach mehrjährigen Mißernten die Bauern in ihrer Not gezwungen, die noch unreifen Dinkelähren zu ernten. Den in Milchreife geernteten Dinkel nannte man Grünkern. Er wurde gedarrt und rettete viele Menschen vor dem Verhungern. Aus dieser Not wurde eine Tugend gemacht: Grünkern gibt es fast in

jedem Reformhaus, **doch ausgereiften Dinkel**, von dem hier die Rede ist, noch selten. Wenn Dinkel wieder zu Ehren kommt, so deshalb, weil Dr. Hertzka den Wert dieses Getreides in den Schriften der Hl. Hildegard erkannt und durch seine Bücher, in unseren Vereinsmitteilungen und in Vorträgen auch bekannt gemacht hat.

Was sagt St. Hildegard zu Dinkel:

„Dinkel ist das beste Korn. Ist warm, fett, kraftvoll und lieblicher denn alle anderen Getreide. Es macht seinem Esser rechtes Fleisch und rechtes Blut, frohen Sinn und freudig menschliches Denken. Wie immer gegessen, ob als Brot oder sonst wie verkocht, Spelt ist gut und lind...“.

Hat man sich an die präzisen aber sehr knappen Beschreibungen bei Hildegard einmal gewöhnt, dann beginnt man über jedes von ihr geschriebene Wort nachzudenken. Man sieht es den knappen Beschreibungen oft nicht an, was alles dahinter steckt.

Der hohe Wert des Dinkels liegt also nicht in seiner erstklassigen Backfähigkeit - er entspricht dem Überseeweizen mit seinem hohen Klebergehalt - sondern ist das gesündeste Grundnahrungsmittel, das auf dieser Erde wächst, Dinkel ist das beste Korn. Weder Weizen, noch Roggen oder Hafer und Gerste kommen an seine Qualitäten heran. Vom Dinkel können Sie leben, und es wird Ihnen an nichts fehlen: Keine Vitamine, keine Spurenelemente, und was sonst noch alles dazugehört. Es entstehen auch beim Säugling keine Mehlnährschäden, wie es beim Weizen der Fall sein kann. Dinkel führt den gesunden und kranken, den alten und jungen Menschen genau jene Aufbaustoffe zu, welche zur Bildung von gesundem Fleisch und Blut erforderlich sind. Er macht nicht dick und schwappig, sondern kerngesund. Nur vom Dinkel ist das fein ausgemahlene Mehl ebenso wertvoll wie das ganze Korn. Darüber hinaus macht er den Menschen froh und humorvoll und gibt ihm ein sonniges freudiges Gemüt. Das setzt, wie man heute weiß, gute Nerven voraus. Das macht Dinkel ganz von selbst.

Dinkel ist eine Säule in der klassischen Hildegardküche. Viele Probleme, welche andere Ernährungssysteme offen lassen, fallen mit Dinkel weg. Er enthält alles, was wir für unsere Ernährung, für unsere Gesundheit brauchen. Deshalb sagt auch Dr. Hertzka auf die Frage, was er selbst im Falle einer Krebskrankheit tun würde:

„Ich würde mich mit einem Sack voll Dinkelkörner auf eine Hütte in den Alpen zurückziehen und zusehen, wer stärker ist, der Krebs oder der Dinkel. Und ich weiß, wie das ausgeht!«

Bei einem Vortrag in St. Georgen sagte Dr. Hertzka u. a.

„Wenn Sie Krebskranke haben und andere Schwache, dann werden Sie sicherlich öfters erleben, daß die Menschen verhungern. Man müßte ihnen einen Magenschlauch geben, denn sie können nicht mehr schlucken, sie haben keinen Speichel mehr, sie haben keine Kraft mehr zum Kauen, keine Kraft mehr zum Schlucken, sie verhungern praktisch. Und jetzt hören wir bei Hildegard was in so einem Fall zu machen ist . . .
Ja, es ist praktisch eine Nahrung für jeden. Man braucht den so zubereiteten Dinkel nicht einmal zu kauen, er rutscht runter und verdaut sich. Damit wären auch die Fragen, ob man jeden Bissen 1000 mal kauen soll, beim Dinkel überflüssig . . . «

Wie Sie wissen, endet zur Zeit die moderne Krebsbehandlung in einer Sackgasse. Hat man alle Stationen durchlaufen, wird man nach Hause geschickt. Für viele sind dann die Tage gezählt. Dabei ist nicht mehr der Krebs das Hauptproblem, sondern der körperliche Kräfteverfall durch ein zerstörtes Blut und zerstörtes Fett in den Zellen und Fettgeweben. Es bedarf einer beträchtlichen Lebensleistung, den am Rand des Grabes stehenden Patienten aufzubauen. Hier dürfte mit Dinkel noch einiges möglich sein. Mit Dinkel erhöht sich jedenfalls die Chance, noch einmal davonzukommen.

Leukämie mit Dinkel geheilt

Ebenfalls aus dem Dinkelvortrag von Dr. Hertzka:

Vor kurzem kam ein Patient zu mir, der an Leukämie erkrankt war. Er war damit einverstanden, sich ganz auf Dinkel einzustellen, ja zu verlassen. Er hatte den Mut mitzutun, sich sozusagen auf Gedeih und Verderb Hildegard anzuvertrauen. Das ist natürlich sehr wichtig, daß mitgetan und ein Teil der Verantwortung auf sich genommen wird. Er vertraute sich niemandem Schlechten an. Und siehe da: Dieser Mann ist heute von Leukämie geheilt.

Von Dinkel kann man gar nicht genug erwarten. Wenn Dinkel nur gesundes Fleisch und gesundes Blut bildet und der Kranke eben nur Dinkel ißt, dann kann auch nur gesundes Fleisch und Blut werden. Dinkel spielt als bestes Grundnahrungsmittel auch in der Diät eine große Rolle. So ist die Dinkelkur die Grundlage für die Behandlung aller Magen- und Darmerkrankungen, der Nierenschonkost sowie aller Stoffwechselleiden. Dazu wird eine tägliche Dinkelmahlzeit zur Diätgrundlage. Es gibt kein Kopfzerbrechen darüber, was für den Kranken das Beste sei. Dinkel ist das Beste. Ob man nun Dinkelreis macht. Dinkelkuchen, Dinkelpalatschinken oder Dinkelsuppe: „wie immer gegessen, ob als Brot oder sonstwie verkocht, Spelt ist gut".
Für Diabetiker empfiehlt sich, nur Dinkelganzkorn zu essen. Mehl wird in Stärke und in Zucker umgewandelt, das ist klar.

Intensivstation Dinkel

Wie arm wird doch ein Mensch, wenn er von Apparaturen und Schläuchen abhängig ist und bei künstlicher Ernährung in einer Intensivstation um sein Leben ringt. Es gibt nichts Unmenschlicheres als eine totale Abhängigkeit von technischen Robotern. Computer und Meßgeräte registrieren die letzten Lebenszeichen. Keine beruhigende, bekannte und tröstende Hand erreicht ihn. Der Kranke sieht nur fremde Schatten vor sich und vernimmt vielleicht noch die unverständlichen Worte lateinischer Fachausdrücke. Als ob sich der liebe Gott dieser Ärmsten erbarmt hätte, vernehmen wir bei Hildegard, was in so einem Fall zu tun wäre:

„Und wenn einer so krank ist, daß er vor Krankheit nicht essen kann, dann nimm die ganzen Körner des Dinkels

und koche sie in Wasser, unter Beigabe von Fett oder Eidotter, so daß man ihn wegen des besseren Geschmakkes lieber essen kann, und gib das dem Kranken zu essen, und es heilt ihn innerlich wie eine gute Salbe".

Hätten wir nur ein wenig mehr Vertrauen zu Hildegard. Spricht der letzte Satz nicht Bände? . . . und es heilt ihn innerlich wie eine gute Salbe! Hildegard fragt den sterbenskranken Menschen nicht, was ihm denn fehle, woran er leide. Nein, wenn einer vor Krankheit nicht einmal mehr essen kann, dann koch Dinkel . . . und es heilt ihn wie eine gute Salbe.
Hier wird die häusliche Küche zur rettenden Intensivstation; zu einer menschenwürdigen Intensivstation ohne Apparate und Schläuche. Es sind nicht fremde Leute mit weißen Kitteln vor dem Krankenbett, sondern der vertraute Hausarzt und die dem Kranken am nächsten stehenden und liebsten Menschen. Hier wird er liebevoll aufgepäppelt und vielleicht sogar rascher gesund, als unter den großen psychischen Belastungen einer modernen Intensivstation.

Dinkelreis

Das ist nichts anderes als in Salzwasser gekochter, gequollener Dinkel. Diese ganzen, weichgekochten Dinkelkörner ißt man wie Reis. Für gesunde Menschen genügt er als Zuspeise, für Kranke dient Dinkelreis als Grunddiät, als Grundnahrungsmittel. Die heilsame Wirkung auf den Magen-Darmbereich ist enorm. Obstipation löst sich bereits nach wenigen Tagen in einen leichten und regelmäßigen Stuhlgang. Eine gute Verdauung wird somit zur Grundlage einer Gesamttherapie. Allein mit einer Dinkelreis-Kur lassen sich selbst die schwierigsten Verdauungsprobleme lösen. Anstelle von Abführmitteln, eingeweichten Pflaumen, Leinsamen und ähnlichem Unsinn sollten wir eine Dinkelreiskur machen. 3-4 Wochen täglich einmal eine kleine Schüssel voll Dinkelreis genügen. In schwierigen Fällen essen wir zusätzlich gedörrte Apfelspalten.

Die Dinkelcremesuppe

Zutaten: 1 Ltr. Wasser, 50 g Butter, 4 Eßlöffel voll Dinkelmehl, etwas Salz, Muskatnuß, Petersilie und Basilikumkraut.

Zuerst rührt und versprudelt man das Dinkelmehl im kalten Wasser und gibt die Zutaten dazu. Anschließend läßt man das Ganze einige Minuten lang kochen, rührt dazwischen öfters um und läßt die Suppe noch ein wenig ziehen.

Diese einfache Suppe schmeckt vorzüglich, wirkt allerdings leicht stopfend. Wer eine verdauungsfördernde Wirkung wünscht, sollte ein paar Eßlöffel voll ganze Dinkelkörner mitkochen. Dinkel hat einen sehr hohen Eiweißgehalt, weshalb man ihn nicht mit Milch zubereiten sollte. Es kommt zuviel Eiweiß zusammen und übersättigt. Mit Wasser zubereitet, gewinnt man die Suppe von Tag zu Tag lieber.

Wer sich an diese Suppe einmal gewöhnt hat, möchte sie nie mehr vermissen, insbesondere, wenn er sie regelmäßig am Abend ißt. Mit Dinkelbrot (eingebrockt) ist es eine völlig ausreichende, gesunde und leicht verdauliche Abendmahlzeit. Wer gesund werden oder bleiben möchte, der esse diese Suppe fleißig. Zugegeben, es ist eine einfache Speise. Vielleicht ist heute das Gesundwerden so schwierig geworden, weil wir das Einfache nicht mehr lieben. Die einfachsten Dinge sind immer die besten. Wer mit Suppe und Brot nicht satt wird, dem ist nicht zu helfen.

Die Dinkelgrießsuppe

Zuerst feingehackte Zwiebel in Butter hellbraun anrösten und mit ca. 1 Liter Wasser aufgießen. Solange das Wasser noch kalt ist, vier Eßlöffel voll Dinkelgrieß einrühren. Mit Salz, Muskatnuß, Petersilie, etwas Galgantpulver und Bertrampulver würzen. Die letzten beiden Gewürze sind nicht unbedingt nötig, aber von Vorteil. Das Ganze aufkochen, ein paarmal gut umrühren, ziehen lassen und schon kann die Suppe serviert werden.

Nach Hildegard ist die Niere das eigentliche Altersorgan. Schlecht funktionierende Nieren beschleunigen den Alterungsvorgang. Anders ausgedrückt: Menschen mit schlecht funktionierenden Nieren können unter Umständen älter aussehen als sie tatsächlich sind und umgekehrt. Wer häufig oder gar täglich eine Dinkelgrießsuppe als Vorspeise zu sich nimmt, sorgt für eine gute Nierenflutung. Die oft zitierten „Nierenspüler" wie z. B. Mineralwässer bewirken nach Dr. Hertzka genau das Gegenteil. Er warnt vor Mineralwasser - wegen der vielen Salze und Spurenelemente - welche die Nieren sogar schädigen können.

An dieser Stelle möchte ich ein paar einfache Hildegard-Grundregeln einflechten. Iß oder trinke nie:

brennheiß, eiskalt, gallbitter und zuckersüß!

Die Suppe oder jede andere Speise soll nicht mehr dampfend heiß sein. Iß auch nichts Eiskaltes (aus dem Kühlschrank). Ebenso darf in den Geschmacksrichtungen nicht übertrieben werden. Man soll weder den Essig, noch das Salz oder andere Würze hervorschmecken.

Die Dinkelgrießsuppe ist mit Abstand die beste Nierenspülung. Bei allen Nieren-, Harn- und Unterleibsleiden können Sie mit einer täglichen Tasse Dinkelgrießsuppe den Wert des Dinkels am eigenen Leib erfahren. Sie können fast nichts Besseres tun, als jeden Tag einen Teller Dinkelgrießsuppe essen, wenn hier etwas nicht in Ordnung ist. Zur Abwechslung darf es auch mal eine Dinkelgrießnockerlsuppe sein. Sogar mit einer Rindsuppe als Grundlage.

Das Habermus

Dinkel war jahrhundertelang das Volksnahrungsmittel des tüchtigen und humorvollen Schwabenvolkes. Zu den regelmäßigen Dinkelspeisen zählte das Habermus. Nicht verwechseln mit Hafer. Haber heißt soviel wie

Lebensspender. Die in alten Mythen und Sagen umwobene Habergeiß war ein Lebensgeist. Der alemannische Dichter Hebel sagte:

„Chömmet, Chinder, esset Habermus, wachset und trüeihet". (gedeihet)

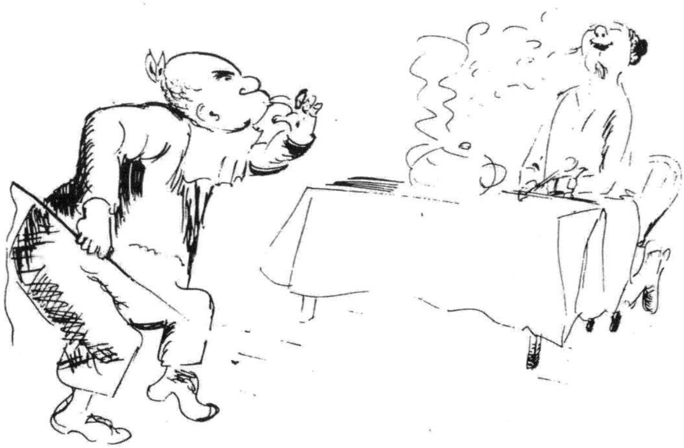

Auch der bekannte Kräuterpfarrer Künzle sagte dazu:

Habermus, die Nahrung unserer Väter!
An Habermus gewöhnte Leute sind gesund wie Bulgaren, bei Humor wie der Geißbub, schlafen wie die Bären, aber sind nicht bärbeißig und stechig. Habermuskinder sind rotwangig, pausbäckig und schauen drein wie Gottes liebe Sonne im Heuet. Probier's acht Tag, dann bist du's gewöhnt und ziehst dein Habermus allen Kochgerichten vor.

Das Habermus der Alemannen bestand aus grobem Dinkelschrot, in Milch eingekocht. Das konnten die Bauern damals schon vertragen, denn die Arbeit am Hof war Muskelarbeit. Da mußte man die Kraft schon irgendwo hernehmen. Heute ist das anders geworden. Wir bewegen uns immer weniger, die körperliche Arbeit wird immer leichter. Deshalb werden wir uns mit der in Wasser zubereiteten Dinkelschrotsuppe begnügen. Für Kinder und Jugendliche machen wir das Habermus wie ein Grießkoch, nur eben mit Dinkelschrot. Einen geriebenen Apfel, etwas Zimt und Honig dazu, dann schmeckt es fast so gut wie Pudding. Dieses Habermus sollte morgens unsere erste Nahrung sein. Nach so einem Frühstück fällt den Kindern das Lernen leicht, denn das regelmäßige Habermus macht ein frohes Gemüt und schärft die Sinne.

Dinkelkaffee

Geröstete Dinkelkörner ergeben einen guten Frühstückskaffee, wenn man die gemahlenen Körner mit kochendem Wasser in einer Filterkanne aufgießt.
Feinschmecker geben ein wenig echten Bohnenkaffee dazu, ist aber nicht notwendig.

Dinkelbrot

Solange wir das gute Dinkelbrot nicht bei jedem Bäcker bekommen, backen wir es selbst. Hier ein ganz einfaches Brotrezept:
Zutaten:
500 Gramm Dinkelmehl, 1 gehäufter Teelöffel Salz,
1/2 Würfel Preßhefe, 1/4 l lauwarmes Wasser.

Man siebt das Mehl auf den Arbeitstisch, gießt das Wasser in eine Vertiefung im Mehl und bröckelt die Hefe dazu. Dann streut man das Salz auf das Mehl und vermengt alle Zutaten sorgfältig zu einem Teig, der etwa 10 Minuten lang geknetet wird. Danach gibt man den Teig in eine etwas befettete Backform und läßt ihn im Backrohr mit ca. 70 Grad 1 1/2 Stunden gehen. Nachdem der Teig schön aufgegangen ist, wird er in dem auf 230 Grad erhitzten Backrohr ca. eine Stunde gebacken.

Man kann das Brot auch mit Dinkelschrot backen und mit Fenchel und Bertram würzen. Nur: Leinsamen lassen wir weg.

Dinkel - Ausweg aus dem genetischen Erosionsprozeß

Auf dem Saatgutsektor ist zur Zeit soviel in Bewegung, was dem Landwirt und Gärtner verborgen bleibt, daß eine Betrachtung dazu berechtigt sein wird. Es wird nicht schaden, wenn unser Horizont über den Gartenzaun des Nachbarn hinausreicht.

In einer wissenschaftlichen Arbeit über den Handel mit genetischen Rohstoffen schrieb Dr. Margery Lee Oldfield, daß jene, die das genetische Material einer jeden Getreideart der Erde kontrollieren, fast unumschränkte wirtschaftliche und politische Macht besitzen.

Fast zu spät hat man diese Gefahr erkannt. Nichtsahnend spielten die Landwirte das Spiel der Großen mit. Zuerst entzog man den einheimischen Getreidebauern ihr vielfältiges Samenmaterial durch Billigimporte aus den USA und Kanada, wo es auf der ehemaligen Prärie Getreidefelder von der Größe Österreichs gibt. Man unterbot die Erzeugnisse einer Auslese von 5.000 Jahren Samenkultur. Nach einigen Jahren war das eigene Saatgut verfüttert und verzehrt. Danach schraubte man die Preise kräftig hinauf und hatte praktisch ein Monopol. Denn, das in farbenprächtigen Werbebroschüren angebotene Getreide war für den Wiederanbau ungeeignet. Das durch Inzucht gewonnene Saatgut (Hybriden) ist unfruchtbar. Darauf den Bauern hinzuweisen, hat man freilich vergessen. Vielmehr wurde ihm gesagt, wie er zu den Höchsterträgen kommt: Nur durch massiven Kunstdüngereinsatz. Um auch noch Spritzmittel verordnen zu können, werden absichtlich milbenanfällige Samen gezüchtet. Somit können sie dem Landwirt einen kombinierten Handel mit Samen, Kunstdünger und Chemikalien aufzwingen.

Auf diese Weise wurden Millionen Hektar Land, die einst mit genetisch einwandfreien Sorten bebaut wurden, zu genmanipulierten Monokulturen. Sie sind unter Einhaltung aller Vorschriften zwar ertragreicher, aber sehr anfällig. Ohne regelmäßige Zufuhr von neuem Samenmaterial würde innerhalb weniger Jahre ein rigoroser Ertragsverlust auftreten und sich verheerende Krankheiten mit

zum Teil völligem Ernteausfall ausbreiten. So konnten z. B. in den siebziger Jahren amerikanische Erbsen- und Spinaterzeuger - die Saatbanken kontrollieren sämtliche Samenarten - gerade noch einem totalen Ernteausfall entgehen, weil aus Indien schleunigst genetisches Material eingeführt wurde. Ein Blick in die Vergangenheit sollte uns warnen, immer weniger Sorten auf immer größeren Flächen anzubauen:
Am bekanntesten ist die Hungerkatastrophe, die um die Mitte des letzten Jahrhunderts Irland heimsuchte. Dort war die Kartoffel zur Hauptnahrungsquelle geworden. Binnen kurzer Zeit zerstörte eine unaufhaltsame Kartoffelseuche die Ernte, was zum Hungertod von über 2 Millionen Iren führte. Ebensoviele mußten deshalb die Heimat verlassen. Ursache dieser Katastrophe war die hochgradige Verwandtschaft aller angebauten Kartoffeln, die gegen diese Seuche nicht resistent waren.

Die Agrarkonzerne mit ihrer „grünen Revolution“ sind bestrebt, alles in den Griff zu bekommen. Der Bauer stellt nur noch die Arbeitskraft und landwirtschaftliche Fläche zur Verfügung und trägt auch noch das Risiko. Die wahren Saatgutherren sitzen in den Chefetagen multinationaler Konzerne. Es sind vor allem Energie-, Pharmazie- und Chemiekonzerne, die bestimmen, was gezüchtet wird.

Lassen wir die chemische Industrie selbst zu Wort kommen:

„Aus Kostengründen wird voraussichtlich auch die Pflanzenzüchtung auf Krankheits- und Schädlingsresistenz, eingeschränkt, und zwar zugunsten der Zuchtziele Qualität und Quantität. Statt dessen werden für die Bekämpfung der Schädlinge chemische Verfahren herangezogen und sozusagen in die Züchtung integriert werden“.

(Horst Metzger von der BASF in der Zeitschrift Chemie und Fortschritt)

Dinkel - die Arche Noah des Bauern?

Dinkel ließ sich nicht als Intensivfrucht mit hohen Erträgen kultivieren und mußte deshalb dem modernen Zuchtweizen Platz machen. So bleibt er als wetterhartes und standfestes Getreide auf kargen steinigen Böden in höheren und rauhen Lagen beschränkt. Dort - wo kein Weizen gedeihen würde, blüht auch heute noch der Dinkel.
Gott sei Dank muß man da schon sagen, ließ sich Dinkel nicht so einfach mit anderen Getreidearten kreuzen und blieb dadurch von der „Genversorgungsindustrie“ verschont. Dinkel kann man - entsprechend der Fruchtfolge - immer wieder anbauen. Fünf mal, zehn mal, immer wieder. Es genügt, nach einigen Jahren das Saatgut mit einem anderen Dinkelbauern zu tauschen. Dazu hat man die Gewißheit, das edelste, gesündeste und wohl anspruchloseste Getreide in den Händen zu haben. Für mich ist das kein Zufall. Ob wir uns derartige Geschenke Gottes durch Hildegard zur Zeit verdienen, ist eine andere Frage. Sicher ist, daß wir Dinkel noch brauchen werden.

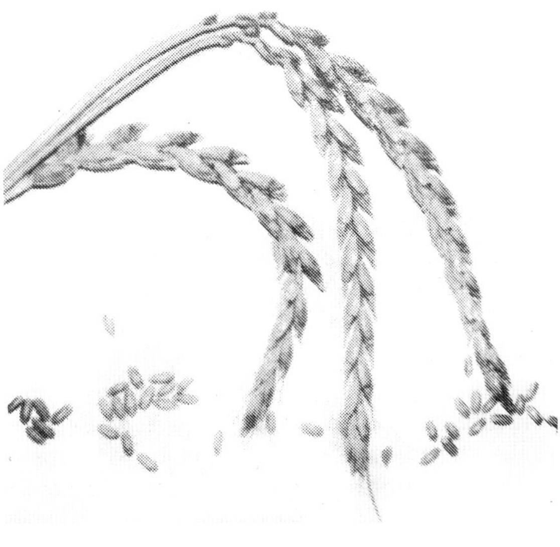

Beeren und Pilze

Wenigstens eine Seite soll den Pilzen und Beeren gewidmet werden, um diesen Bereich wenigstens zu streifen. Ebenso wie bei den Pflanzen, Bäumen, Gewürzen und Gemüsearten, kann ich auch hier nur wenige herausgreifen.

Zu den ungesunden Früchten zählen die Heidelbeeren (Blaubeere, Schwarzbeere) und die Erdbeeren, deren Zuchtformen häufig als „Ananas“ bezeichnet werden. Hildegard sagt über die Heidelbeere: **„ . . . ist kein Heilmittel und die Frucht zu genießen schädigt, weil sie Gicht erregt.“**. Nicht viel besser ist es mit den Erdbeeren bestellt: **„Die Erdbeere macht dem Esser Schleim und ist kein Heilmittel. Sie taugen nicht dem Gesunden noch dem Schwachen, weil sie dicht an der Erde und in fauliger Luft wachsen“.**
So gut die Erdbeeren auch schmecken, der gesundheitliche Nachteil soll uns auf diesen Genuß verzichten lassen. Kinder bekommen sehr häufig einen Ausschlag, wenn sie zu viele Erdbeeren gegessen haben.
Sammelt lieber Himbeeren und Brombeeren! Diese Früchte sind gesund und schmecken ebensogut. Auch die Johannisbeere (Ribisl), insbesondere die schwarze Johannisbeere zählt zu den gesunden Früchten. Es dürfte wenig bekannt sein, daß auch die Maulbeere gesund ist, denn ein Hildegardfreund erzählte mir nach dem Auffinden einiger Maulbeerbäume: „Die pflückt kein Mensch! Die Beeren liegen auf der Straße und am Feld und verfaulen.

Über den Maulbeerbaum sagt Hildegard: **„In seiner Frucht ist Üppigkeit und sie schadet weder Gesunden noch Siechen und nützt dem Menschen mehr als sie ihm schadet“**. Nun zu den beliebten Pilzen: **„Pilze, welche über der Erde wachsen, welcher Art immer, sind wie Schaum und**

Schweiß der Erde und (ver-)letzen den Esser etwas, weil sie Schleim und Schaum in ihm machen . . .“ (H. v. B.)
Warum kommen wir nicht selbst auf den Gedanken, daß die ganzen „Schwammerln“ keine gute Nahrungsquelle sein können, wenn doch so viele davon giftig und ungenießbar sind! Alle Pilze, die über der Erde wachsen, bilden Schleim und sind deshalb ungesund. Jene, die an Bäumen wachsen, wie z. B. der Buchenschwamm, sind gesund! Aber genau an diesen Schwämmen laufen alle vorbei. Ein Hildegard „Schwammerlsucher“ richtet seinen Blick nicht auf den Boden, sondern etwas höher zu den Bäumen, und bringt jene gesunden „Schwammerl“ nach Hause, die andere übrig lassen.

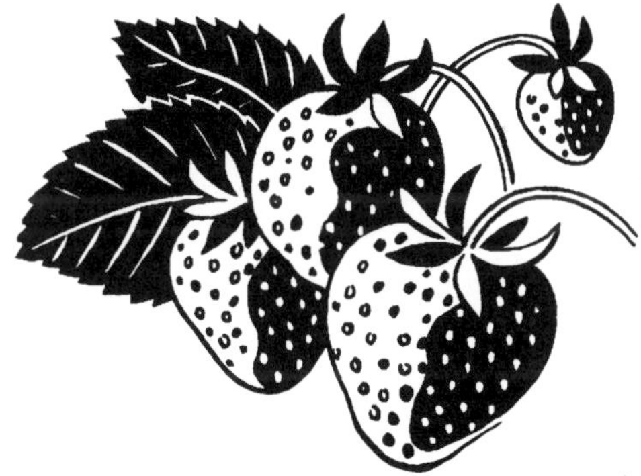

Unheilbar?

Es muß für einen Menschen schockierend sein, wenn ihm der Arzt sagt: Ihre Krankheit ist unheilbar! Eine solche Hiobsbotschaft kommt einem Urteilsspruch „lebenslänglich" gleich. Während der eine resigniert und sich entmutigt damit abzufinden sucht, erwacht bei einem anderen Menschen eine geradezu trotzige Energie, dem vermeintlichen Schicksal noch einmal ein Schnippchen zu schlagen. So ein Fall ist mir bekannt: Ein Mann aus unserem Ort wurde von den Ärzten aufgegeben und mit ca. 40 Jahren in Pension geschickt, da wegen einer fortgeschrittenen Leberzirrhose seine Tage ohnehin gezählt seien. Er aber gab sich selbst noch nicht auf, obwohl er keinerlei medizinische Kenntnisse hatte. Seine ganze Hoffnung waren die Heilkräuter. Nach einem - irgendwann im Wartezimmer seines Hausarztes aufgegriffenen - Rezept besorgte er sich jene nötigen Kräuter, machte sich davon Tee und trank täglich 1 - 2 Liter, fast ein Jahr lang. Und siehe da: der Todkranke wurde wieder gesund. Nach einiger Zeit gab er sein Pensionistendasein wieder auf und geht nun schon seit einigen Jahren seiner Arbeit nach. Keine Spur mehr von einer Krankheit. Er kann alles essen und ist „pumperlg'sund".

Trotz enormer Fortschritte in der modernen Medizin gibt es noch eine ganze Reihe unheilbarer Leiden. Das sagt aber nicht, daß es dagegen in der ganzen Schöpfung kein Heilmittel gäbe. Die Mediziner sind nur noch nicht dahinter gekommen, wie man diese und jene ‚unheilbare' Krankheit beheben kann.
Viele schwere, ja ansteckende und tödlich verlaufende Krankheiten waren vor noch gar nicht so langer Zeit unheilbar und sind heute kein Problem mehr.
Sie scheinen auf der Liste ‚unheilbar' nicht mehr auf weil die Mediziner herausgefunden haben, was hilft.

Ist es verwegen und waghalsig, wenn ich an eine grundsätzliche Unheilbarkeit gar nicht glaube?
Warum sollte es gegen die unheilbare Schuppenflechte, dem unheilbaren Lungenemphysem, der deformierenden Gelenksgicht und wie die unheilbaren Krankheiten alle heißen, kein Heilmittel in der ganzen Schöpfung geben?

Ich kann leicht reden, werden Sie sagen, weil ich mich auf das Medizinsystem der Hl. Hildegard berufen kann, welches durch göttliche Inspiration gegeben wurde. Klar, der liebe Gott wird doch wissen, was uns hilft und heilt.

Richtig: Nach diesem Heilsystem gibt es keine grundsätzliche Unheilbarkeit, denn für Gott ist nichts unmöglich. Der einfältigen und demütigen Hildegard offenbarte Gott die Geheimnisse der Natur, die Funktionen des menschlichen Körpers, die Ursachen der Krankheiten und welche Heilmittel der Herrgott in die ganze Schöpfung gelegt hat. Da müssen wir freilich klein beigeben, denn dieses Wissen kann sich der Mensch nicht einmal in unzähligen Forscherstunden aneignen.

Es lohnt sich aber von Hildegard zu lernen. Für den Arzt zweimal! Sollten wir nicht ganz allgemein Gott wieder mehr Mitspracherecht einräumen? Ohne Gott gibt es kein Heil, sei es in der Wissenschaft, der Medizin oder anderswo. Wenn wir Ihn ausklammern, als nichtexistent „erledigen", genau dort beginnt alles Unheil und wird vieles unheilbar.

Aus Erfahrung kann ich Ihnen bestätigen, mit Hildegards Gesundheitsratschlägen nicht schlecht beraten zu sein.

Ohne es darauf angelegt zu haben, wurden mit einfachen Hildegard-Mitteln eine ganze Reihe von Krankheiten geheilt, welche in der modernen Medizin als unheilbar gelten.

Im folgenden Kapitel habe ich jene ‚unheilbaren' Krankheiten aufgezeigt, welche mit Hilfe von Hildegard-Mitteln geheilt worden sind. Das ist allerdings noch kein Garantieschein dafür, daß jeder Mensch durch Hildegard-Mittel geheilt wird.

Wenn nicht, was dann? Wir dürfen hier in unserem Denken ruhig ein wenig erfinderischer und flexibler werden. Es gibt mehr Möglichkeiten als wir denken. Wenn ich Ihnen sage, Sie können 100 Jahre alt werden ohne auch nur einen Tag lang in ihrem Leben krank im Bett liegen zu müssen, werden Sie mir das nicht glauben. Und wenn Ihnen dasselbe ein Priester sagt?

Im Buch „Gehet alle zu Josef“ v. A. M. Weigl (Verlag St. Grignionhaus, D-8262 Altötting) heißt es:

». . . Ich fühle mich mit bald 92 Jahren munter wie in jungen Jahren. Wissen Sie warum?
Als Primiziant mit noch nicht 25 Jahren betete ich zum heiligen Josef, er möge mir dauernde Gesundheit schenken: zum Dank werde ich täglich die Litanei zu Ehren des heiligen Josef beten. Das habe ich bis auf den heutigen Tag gehalten. Aber auch Sankt Josef war andauernd treu zur Stelle. An keinem Tag meines Priesterlebens mußte ich wegen Krankheit die heilige Messe ausfallen lassen.
So bete ich seit etwa 67 Jahren zu meinem täglichen Breviergebet, das anderthalb Stunden in Anspruch nimmt, auch jedesmal die Litanei zu Ehren des Hl. Josef dazu, und er hält mich gesund, so lange Gott es will. (17. 4. 1980)

Was der Pfaffenhütchenwein vermag

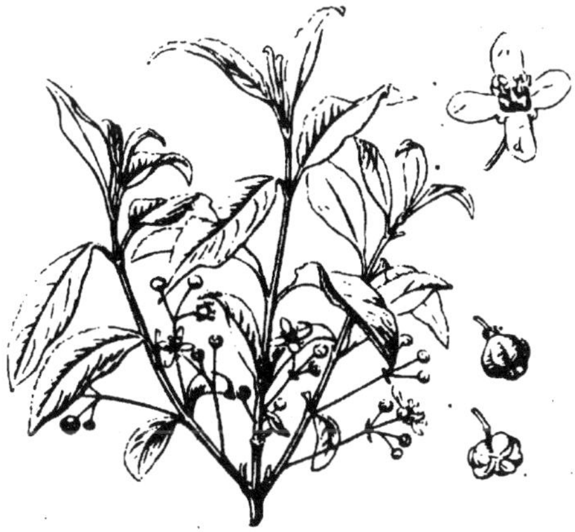

Aus der Nachbarschaft schickte man einen Jungen mit der Botschaft zu mir, ich möchte so gut sein und bei Frau J. vorbeikommen. Sie sei schwer krank und könne mich deshalb nicht selbst aufsuchen, sagte der Blondschopf und verschwand.
Ich stand damals infolge einer betrieblichen Umstellung auf einen neuen Computer fürchterlich im Streß und konnte erst nach ca. zwei Wochen diesem Wunsche nachkommen. Aber auch dazu war das neuerliche Erscheinen dieses Jünglings notwendig, um eben einmal alles andere liegen zu lassen. Unsicheren Schrittes und mit gemischten Gefühlen machte ich mich auf den Weg. Ich kam mir, ehrlich gesagt, dabei sehr komisch vor. Zudem konnte ich mir nicht erklären, wie diese Frau just auf die Idee kommt, ich könne ihr womöglich helfen. Von meinem Interesse für Heilkräuter wußten dazumal nur ganz wenige Freunde.
Beim Haus angekommen, begleitete man mich in das Krankenzimmer. Wie sehr ich beim Eintritt in das mit stickiger Luft gefüllte Zimmer erschrak, konnte man mir

vermutlich am ganzen Gesicht ablesen. Beim Anblick der Kranken lief es mir kalt über den Rücken: Vor mir lag eine wie mit Preßluft aufgeblasene Frau auf fünf Polstern halb aufgerichtet in ihrem Bett.
Mein Gott, was habe ausgerechnet ich hier verloren waren meine ersten Gedanken. Zugleich nahm ich mir vor, mich auf solche Dinge in Zukunft erst gar nicht mehr einzulassen.
Sie deutete auf einen Stuhl neben ihrem Bett, und ich setzte mich zögernd zu der Kranken. Jetzt sah ich, wie triefend naß die Tuchent war. Auf dem aufgedunsenen Gesicht, den prall gefüllten, fast unmenschlich dicken Armen glitzerte ein Meer kleiner Tröpfchen. Als ob die Kranke gerade aus der Sauna käme, floß Wasser aus all ihren Poren. Das kann nur Wassersucht sein, Wassersucht im höchsten Grade, schoß es durch meinen Kopf.

Mit röchelnder Stimme begann sie mir ihr Leid zu schildern:

„Ich war lange Jahre Krankenschwester und weiß, es gibt für mich im Spital keine Hilfe mehr. Deshalb gehe ich auch nicht in das Spital, obwohl mich der Hausarzt jeden Tag dazu drängt. Wissen Sie, sterben kann ich hier auch".
Während ich der armen Frau so zuhörte, wurde mir auch klar, warum sie so viele Polster unter dem Kopf und Rücken hatte. Sie muß ihren Kopf aus dem eigenen Wasser halten, um nicht zu ersticken. Als ob sie meine Gedanken erraten hätte, sagte sie:

„Ich muß so hoch aufgestützt liegen, sonst bekomme ich keine Luft mehr und ersticke.
Meine Freundin erzählte mir, daß Sie sich mit Kräutern beschäftigen, und hat Sie schon beim Sammeln gesehen. Wissen Sie davon halte ich sehr viel, und vielleicht können Sie mir mit ihren Kräutern helfen . . ."

Der Schock steckte mir noch im Nacken, als ich zu Hause angekommen in Hildegards Physika verzweifelt nach einem Mittel gegen Wassersucht stöberte. Mein

Gott, dachte ich, diese Frau setzt all ihre Hoffnung darauf, ich muß etwas finden. Ich kann sie nicht enttäuschen. Da! Da- ich hab's! Beim Pfaffenhütchen steht's: **„... ziehe die Rinde dieses Baumes ab und zünde sein Holz am Feuer an, und davon mach Asche, ohne andere Asche beizufügen. Diese Asche lege in ein Tuch gebunden in reinen und guten Wein von Morgen bis Mittag. Und dies trinke oft nüchtern, und jene Krankheit verschwindet." (H. v. B.)**
Das muß ihr helfen. So, nun aber nichts als ab in die Au. Da weiß ich einen Pfaffenhütchenstrauch. Im Herbst leuchtet er voll roter „Bischofsmützen", den giftigen Früchten. Mit dem Taschenmesser schnitt ich ein paar starke Äste ab, entrindete sie an Ort und Stelle und fuhr nach Hause. Die kleinen Zweige band ich zusammen und trocknete sie über Nacht im Backrohr. Mit diesen werde ich am Samstag das Feuer entfachen und mitsamt den noch grünen Ästen verbrennen können. Im vorher peinlichst sauber geputzten Griller klappte das Veraschen auch wunderbar.

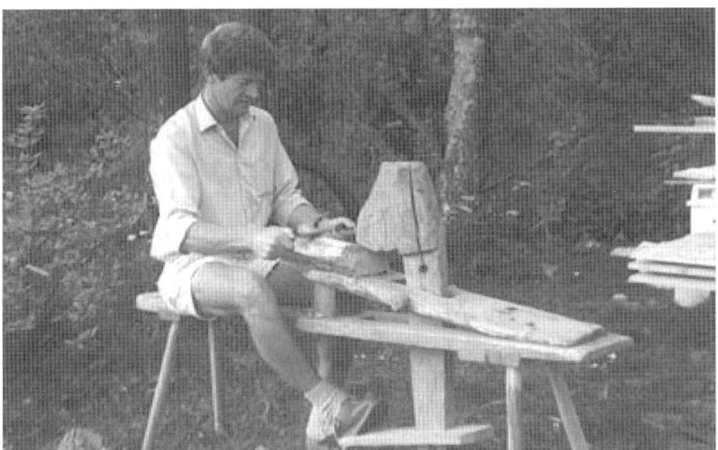

Der Autor beim Entrinden von Spindelholz

Nur: Sehr viel Asche ist es gerade nicht geworden. Hoffentlich reicht's. Schön vorsichtig in ein sauberes Leintüchlein gebunden ließ ich die Asche am darauffolgenden Tag von der Früh bis Mittag in bestem Wein schwimmen. So, nun zurück in die Flasche, damit ich das fertige Wassersuchtmittel meiner Patientin bringen kann.

Einige Wochen lang hörte ich gar nichts. Auch nicht, daß sie schon gestorben sei.

Auf einmal packte mich dann doch die Neugierde: Jetzt schaust einmal so zufällig vorbei, nicht wahr. Ei, was sehen meine müden Augen? Die Dame sitzt ja auf der Terrasse! Gott zum Gruß, Frau J.! Ich seh' es geht schon besser!
„Ja, das Wasser ist schon fast weggegangen. Sehen Sie, hier am Arm und in den Beinen". Tatsächlich, die sind ja ganz schlank geworden.
„Jetzt kann ich schon jeden Tag einen kleinen Spaziergang machen. Wie schön es doch ist, wenn man wieder etwas in die frische Luft gehen kann . . ."
Ein paar Wochen später kam dieser blonde Junge wieder: „Frau J. schickt mich um den Wein. Sie braucht dringend welchen, hat sie gesagt".
„Tut mir leid, ich hab keinen mehr. Den muß ich erst wieder machen. Ich werde ihn vorbeibringen, sobald er fertig ist . . . „.

Aha, zu früh gefreut. Die Flut kommt wieder. Zwei 0,7 Ltr. sind demnach also zu wenig.
Als Nachschub lieferte ich dann einen Doppler (2 l), das wird wohl reichen und hätte auch gereicht, wenn nicht dem Hausarzt ein Mißgeschick passiert wäre: Eine Spritze ging daneben, worauf der Arm fürchterlich anschwoll und alle Farben bekam. Daraufhin kam die Patientin ins das Spital und - nicht mehr nach Hause.

Die Erfahrung mit dem Pfaffenhütchenwein rettete inzwischen wenigstens einem Menschen das Leben. Hertzka rief mich eines Tages an, ob ich Pfaffenhütchenasche hätte und expreß senden könne, er brauche sie dringend. Der Patient bekam noch rechtzeitig den Wein und in ausreichender Menge. Soviel ich weiß, lebt er heute noch - und es geht ihm sehr gut.

Zeitbombe - Zederwein

Mein Vater wurde im Krieg schwer verwundet. Einige Reliquien trägt er noch bei sich. Vor einigen Jahren schwoll ohne ersichtliche Ursache der Fuß stark an und begann zu eitern und zu toben. Im Spital wurde die Ursache erkannt und ein Granatsplitter operativ entfernt. Soweit sogut, wäre da nicht eine etwas befremdende Diagnose: Osteomyelitis!, was soviel heißt wie Knochenmarkseiterung. Der Hausarzt sagte zu meinem Vater: „So wie es jetzt im Fuß aufbrach, kann es am ganzen Körper vorkommen. Mal dort mal da".

Na, das sind ja schöne Aussichten. Wie lange wird es wohl dauern, bis es anderswo wieder zu toben beginnt? Es hat nicht lange gedauert. Ein Jahr. Dann ging es an einer anderen Stelle von vorne los. Wieder in das Spital und wieder operieren. Was kann man da nur machen, dachte ich. Ein Studium in Fachbüchern brachte mich nicht weiter. Osteomyelitis steht bei Hildegard auch nirgends. Eines Tages rief ich - wie schon so oft in den letzten Jahren - Dr. Hertzka an.

„Schau mal in der Physika bei der Zeder nach",
lautete der heiße Tip. Da steht geschrieben:

„. . . Und wer in seinem Körperinnern schwach ist und wer innen fault, lege grünes Holz (von der Zeder) über Nacht in reinen Wein ein, sodaß dieser den Geschmack davon annimmt, und nach dem Essen trinke er mäßig von jenem Wein, und die Schwäche und Fäulnis, die in seinem Körperinnern ist, wird gereinigt und geheilt wer-

den. Und nachdem er die Genesung innerlich gespürt hat, trinke er diesen Wein nicht mehr; denn wer gesund ist und von diesem Latwerge nimmt oder von diesem Wein trinkt, der würde in seinem Körperinnern hart und steif wie Holz und würde ein baumiger Mensch und so zugrundegehen, weil die Kraft dieses Baumes so groß ist, daß sie dem Menschen innerlich schaden würde ..." (H. v. B.)
Hoppla, das ist gar nicht so ungefährlich! Abgesehen von dem Problem, in unserer Gegend grünes Zedernholz aufzutreiben, bleibt noch die Frage der Dosierung. Wie lang und wieviel darf von diesem Wein getrunken werden? Am besten, so dachte ich, wird es sein, wenn ich meinem Vater den ganzen Hildegard-Text zu lesen gebe. „Und du willst es trotzdem versuchen?" Gut, dann kümmere ich mich mal um grünes Zedernholz. Mein bester Freund - Josef - studierte gerade in Rom Theologie. Ich schrieb ihm und prompt kam ein Paket mit schönen Zedernzweigen. Nachdem diese eine Nacht in Wein „badeten", begann der Count down: Einige Tage lang schon trank mein Vater diesen Wein schön vorschriftsmäßig nach dem Essen. Jedesmal so ca. ein halbes Achterl.

„Wird's schon besser, spürst schon eine Besserung?.., war meine ängstliche Frage. „Nein, bis jetzt noch nicht". Er trank weiter. Ich weiß nicht mehr genau, wie lange. Es wurde jedenfalls bald danach einmal besser und die Zeitbombe abgestellt, das heißt, das Zedernweintrinken beendet.

Wäre ich abergläubisch, so müßte ich jetzt auf Holz klopfen, denn seither - das sind immerhin schon ca. fünf Jahre - ist alles in bester Ordnung.

Darf ich an dieser Stelle jeden Laien davor warnen, derartiges ohne Arzt durchzuführen. Der Einsatz so riskanter Mittel verlangt eine ständige Beobachtung durch den Arzt.

Dieses Beispiel steht weiters für einige Hildegard-Mittel, bei denen die „hilft's net, schadet's net" -Theorie zu vergessen ist. Wer von diesem Trank zuviel trinkt gefährdet seine Gesundheit.

In richtiger Dosierung hingegen heilt er eine für die Schulmedizin unheilbare Krankheit.
In der Annahme, daß dieses Buch auch so manchem Naturarzt und Heilpraktiker in die Hände gelangt, habe ich diese Erfahrung angeführt. Solche Erfahrungen muß man ganz einfach festhalten. Abgesehen von der Chance, diese Krankheit in Zukunft besser behandeln zu können, wird ein Naturarzt in diesem Mittel noch weitere Anwendungsmöglichkeiten sehen. Hildegard schreibt ja nicht, Osteomyelitis werde damit geheilt, sondern: „Wer in seinem Körperinnern schwach ist und fault...
Von den Heilwirkungen einer Zeder werden sie freilich in keinem Kräuterbuch etwas finden. Vielleicht erkennen manche Leser, welch ernstzunehmendes Naturheilverfahren wir bei Hildegard vor uns haben.

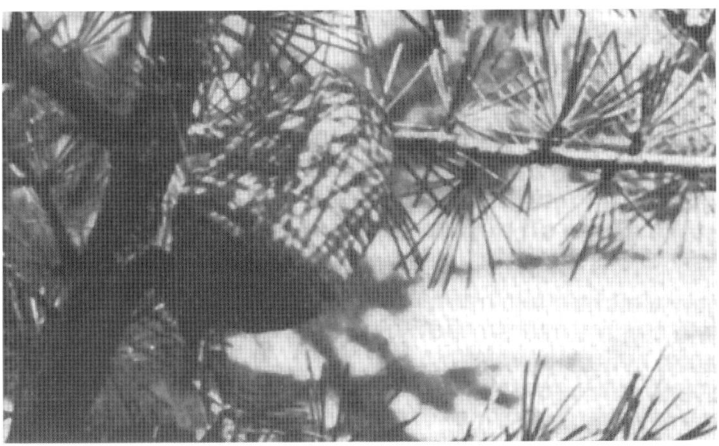

Himalajazeder (Cedrus de odora) mit spindelförmigen Zapfen, die bis zu 12 cm lang werden.

Das Lungenemphysem

Keinen Menschen interessiert die Problematik des Lungenemphysems, solange er von dieser Geißel des Alters verschont bleibt. Wenn man bei der täglichen Arbeit und beim Gehen keinerlei Atemnot verspürt, nicht vom chronischen Husten geplagt wird und kein rasendes Herzklopfen beim Stiegensteigen empfindet, dann will man über die Lungenblähung nicht nachdenken.
Erst wenn eines Tages körperliche Anstrengungen zu einer argen Belastung von Herz und Kreislauf werden, da zu wenig Sauerstoff in den Körper gelangt, dann wird das Thema Emphysem aktuell.
Eine Krankheit, die von der modernen Medizin nicht oder nur mangelhaft behandelt wird. Der Grund dafür liegt in der Annahme, die Veränderungen an den Lungenbläschen (Dehnung, Blähung) nicht rückgängig machen zu können. Das Lungenemphysem ist eine recht häufige Krankheit und heute Ursache von 20 bis 30 % aller bescheinigten Fälle von Arbeitsunfähigkeit. Die ersten Symptome sind Atemnot bei körperlicher Anstrengung und chronisch-trockener Husten.

Hildegard empfiehlt dafür den Lungenkrautwein:

„Wenn einem Menschen die Lunge aufgebläht ist (inflatius), so daß er hustet und nur mühsam atmet, der koche Lungenwurz (Pulmonaria offisinalis) in Wein und trinke davon oft nüchtern, und er wird geheilt". (H. v. B.)

Der Beschreibung nach klar das Lungenemphysem, gegen welches wir heute eigentlich kein Heilmittel haben und nach unserem pathologisch-anatomischen Denken auch keines erwarten.
Wenn Hildegard schreibt: „. . und er wird **geheilt** werden" dann dürfen wir eine Normalisierung der Lungenblähung und Überdehnung annehmen. Also kochen wir das Lungenkraut in Wein, und wir haben dafür das Heilmittel:

Gleich nach dem Schneeglöckchen im zeitigen Frühjahr finden wir „Hansl und Gretl" (das Lungenkraut) am nahen

Waldrand und unter Büschen. Wer kennt sie nicht, die rot und blau blühenden Frühlingsboten. Wir pflücken einen schönen Strauß und haben das Heilmittel für Opas Alterslunge, wenn wir es zu Hause in zwei, drei Liter Wein stark kochen.

Wenigstens von zwei älteren Herren weiß ich, daß sie sich mit diesem Lungenkrautwein ihr Emphysem kuriert haben: Ein Pensionist aus Salzburg trank fast ein Jahr lang täglich nüchtern ein gutes Likörglas voll von diesem Wein. Nach etwa acht oder neun Monaten konnte er wieder arbeiten und Stiegen steigen, ohne Atemnot zu bekommen. Er ist praktisch geheilt.

Herr B. G. aus Mannheim schreibt:

„Den Lungenkrautwein von Hildegard nehme ich viele Monate. Ich leide schon 10 Jahre an Bronchialasthma und es wurde teils vom Hausarzt und teils in Kliniken bei mir auch ein mittleres Emphysem festgestellt. Vor sieben Wochen wurde ich operiert und dazu wurden viele Röntgenaufnahmen gemacht, auch von der Lunge. Dabei stellte sich heraus, daß die Ärzte keine Beanstandungen mehr an meiner Lunge hatten. Demzufolge muß doch dieser Lungenkrautwein mir geholfen haben, denn auch das Asthma wurde besser“.

Lungenschmerz

Haben wir in der Lunge Schmerzen und dabei keinen Husten, so darf dieser Wein nicht getrunken werden. In diesem Fall (kein Emphysem) kochen wir das Lungenkraut in Wasser und trinken diesen Tee nüchtern und nach dem Essen, bis wieder alles gut ist. Häufig wird nämlich die Lunge von einem Herzleiden krank und durch ein (Atmungs-) Ferment des Magen-Darms, wobei das kalte Element der Pflanze gemildert und durch die zarte Art des Wassers diese Krankheit zum Stillstand bringt.

So genau nimmt's Hildegard. Gegen die Lungenblähung brauchen wir etwas Starkes, den Wein, während eine empfindliche, schmerzhaft gewordene Lunge eine milde Behandlung verlangt.

Migräne

Der halbseitige Kopfschmerz - Migräne genannt - zählt auch bei Hildegard zu den schwer heilbaren Krankheiten. In ihrem Lehrbuch schreibt sie dazu:

Vom halbseitigen Kopfschmerz. Auch der halbseitige Kopfschmerz kommt von der Schwarzgalle und allen den schlechten Säften her, die im Menschen sind. Er befällt nur die Hälfte des Kopfes, nicht den ganzen, so daß er bald die rechte, bald die linke Kopfhälfte einnimmt. Sind nämlich die Säfte im Übermaß vorhanden, so ergreift er die rechte, hat aber die Schwarzgalle über Gebühr zugenommen, die linke Kopfhälfte. Der halbseitige Kopfschmerz hat nämlich solche Kraft in sich, daß der Mensch es nicht aushalten könnte, wenn er den ganzen Kopf auf einmal befallen würde. Er läßt sich nur schwer vertreiben, weil, was innerlich die Schwarzgalle im Zaume hält, die schlechten Säfte inzwischen aufregt, und was die schlechten Säfte zur Ruhe bringt, die Schwarzgalle indessen zunehmen läßt und so die Behandlung erschwert, weil die Schwarzgalle und die schlechten Säfte nur schwer gleichzeitig beruhigt werden.

Frage: Wer könnte heute über den ursächlichen Zusammenhang derartiges berichten? Und doch wäre es uns nur ein schwacher Trost zu wissen, wie Migräne entsteht, wenn dazu nicht auch ein Heilmittel angeführt wird. Ein Mittel gegen Migräne finden wir in der Physika bei den Birnen

„Nimm Birnen, zerschneide sie, wirf das Kerngehäuse weg und koch sie stark in Wasser und zerquetsche sie zu Breimus, nimm ferner Bärwurz, Galgant weniger als Bärwurz, Süßholz weniger als Galgant, Pfefferkraut weniger als Süßholz, pulver es und gib das Pulver in etwas gewärmten Honig, füge die genannten Birnen bei und menge es unter heftigem Rühren (mixen) zusammen und

lagere es in Becher. Nimm davon:
täglich 1 Teelöffel nüchtern
nach dem Essen 2 Teelöffel voll und
abends 3 Teelöffel voll im Bett.

Das ist das trefflichste Latwerg, köstlicher denn Gold und nützlicher als reinstes Gold, weil es Heminggranae (Migräne) wegnimmt, auch die Dämpfigkeit der Brust mildert, die sonst rohe Birnen gerne bereiten, alle menschlichen Unsäfte vertilgt und den Menschen so reinigt, wie ein Geschirr vom Schmutz gescheuert wird".

Probieren geht über studieren! Bei so tollen Verheißungen fängt es bei mir zu kribbeln an: Wer leidet unter Migräne? Komm, probier einmal diesen Birnenhonig.
Das erste Ergebnis lieferte mir Frau M. B. aus Pettnau. Sie schreibt am 2. 6. 81.

Sehr geehrter Herr Posch!
Möchte Ihnen ganz kurz eine wunderbare Heilung mit Birnenhonig berichten. Meine Schwägerin litt seit 20 Jahren an Migräne. Diese bekam sie alle 2-3 Wochen. Kein Mittel half bisher, bis ich ihr das Pulver von Ihnen besorgte. Sie begann die Kur im Dezember 1980 und bekam im Jänner 1981 das letzte Mal die Migräne und bis zum heutigen Tag nicht mehr. Sie ist sehr, sehr glücklich darüber. Ich freue mich mit ihr. Unser Vater im Himmel hat doch wunderbar für uns gesorgt. Ich danke ihm immer wieder dafür, daß ich die Hl. Hildegard kennenlernen durfte".
Wenn ich solche Briefe bekomme - und sie füllen bereits eine ganze Schublade an - dann fällt mir eigenartigerweise immer wieder folgende Bibelstelle ein: „Wem viel gegeben wird, von dem wird auch viel verlangt".

Hildegard ist für mich längst kein Job mehr, sondern Auftrag geworden. Wir müssen alle nach unserem Gewissen handeln. Ich möchte mir den Vorwurf ersparen, daß einer sagt: „Sie hätten mir helfen können und taten es nicht". Es ist freilich andererseits eine Gratwanderung, denn allzuviele Gesetze und Vorschriften engen den freien Spielraum gewaltig ein. Gott sei Dank hat sich das ca. 1 km von mir entfernte Sanatorium bereit erklärt, die Hildegard-Therapien in sein Kurprogramm aufzunehmen, wodurch die Gefahr einer Kurpfuscherei gebannt ist.

Nun wieder zurück zum Thema:

Die Wirkung dieses Birnhonigs ist großartig und - so es Ihnen im Hildegardtext aufgefallen ist - nicht nur für jene, die an Migräne leiden von Nutzen: Alle üblen Säfte im Menschen werden vernichtet und gereinigt, wie ein Geschirr vom Schmutz gereinigt wird! Ja und das will etwas heißen, wenn Hildegard sagt: Und dieses Latwerg ist köstlicher denn Gold und nützlicher als reinstes Gold. Ich stelle mir die Wirkung wie einen kompletten Service bei unserem Wagen vor: Abschmieren, Ölwechsel, Filterwechsel, Motorwäsche, Zündkontrolle und innen wie außen alles auf Hochglanz poliert. Daß eine Wagenpflege die Lebensdauer erhöht, ist bekannt. Beim Schlamphans ist der neue Wagen nach wenigen Jahren im „Eimer“, während ein Liebhaberfahrzeug auch noch nach vielen Jahren wie neu dasteht. Ist es mit uns Menschen nicht auch so ähnlich: Der eine sieht mit vierzig wie ein Pensionist aus und ein 70jähriger ist manchmal so fit, daß man ihn für 50 hält.

Mit dem Vollwaschmittel „Birnhonig“ könnten wir von Zeit zu Zeit einen Service machen und unsere chemische Fabrik Mensch in Ordnung halten. Damit's beim Selbermachen keine Probleme gibt, eine Gebrauchsanleitung:

Bärwurz (Bärenfenchel) z. B.	50 Gr. (Meum anthamanticum)
Galgant weniger als Bärwurz	40 Gr. (Alpinum Galgangae)
Süßholz weniger als Galgant	30 Gr. (Glycyrrhiza glabra)
Pfefferkraut (Bohnenkraut) weniger als Süßholz	20 Gr. (Satureja hortensis)
	140 Gramm

Birnhonig

Nimm 1 kg Birnen, zerschneide sie, wirf das Kerngehäuse weg und koch sie stark in Wasser und zerquetsche sie zu Breimus. Das ganze Pulver gib in etwa 50 g gewärmten Honig, füge die genannten Birnen bei und menge es unter heftigem Rühren zusammen, und lagere es in Becher.

Nimm davon täglich einen Teelöffel nüchtern
mittags zwei Teelöffel voll
abends im Bett drei Teelöffel voll.

Schuppenflechte

Die Schuppenflechte (Psoriasis) ist eine gutartige, jedoch hartnäckige Hauterkrankung unbekannter Ursache. Bezeichnend sind gerötete, schuppende Hautstellen, vor allem an Ellbogen und Knien. Die Erkrankung kann sich aber auch (schubweise) über den ganzen Körper ausbreiten. Die Krankheit verläuft über Jahre, meist ein ganzes Leben lang in Schüben. Alles Pinseln, Schmieren, Bestrahlen und Baden bringt meist nur vorübergehende Linderung. Man weiß weder die Ursache, noch wie das Leiden zu heilen ist. Hildegard erwähnt die Krankheit auch nicht wörtlich. Doch an einigen Stellen darf man vermuten, daß dieses Leiden gemeint ist. So z. B. bei der Beschreibung des Feldhasen:

„Gieße die bloße Hasengalle über die Aussätzigkeit eines Menschen und er reibe sich auch öfters damit ein, und die Rauden (rusae) dieser Aussätzigkeit fallen ab, und jener wird geheilt, weil die Galle des Hasen dazu genügsam nützt".

Dr. Hertzka vermutete unter der Bezeichnung „Rauden" die Psoriasis und begann Psoriatikern Hasengalle zu verordnen. Der Erfolg war zufriedenstellend. Die Idee kam in sein Buch „Das Wunder der Hildegard-Medizin" und wurde von einem Heilpraktiker aufgegriffen, der uns folgendes mitteilt:

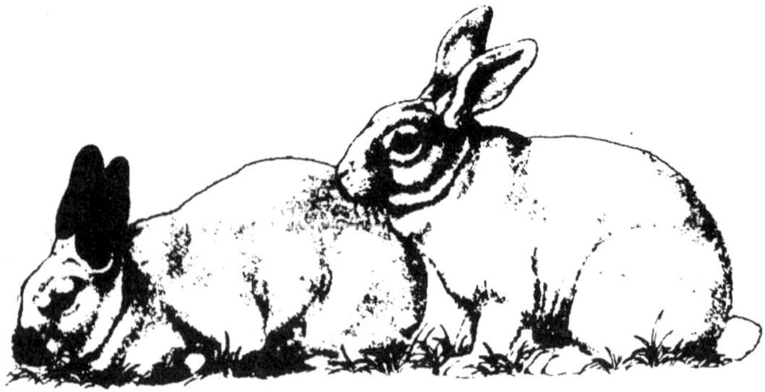

„. . . In diesem Buch las ich von der Hasengalle, die sehr gut bei Psoriasis helfen soll. Kurz nachdem ich dieses Buch „verschlungen" hatte, denn das tat ich, so interessant war das alles, bekam ich einen Patienten in die Praxis mit einer blühenden Psoriasis. Der Patient war 39 Jahre alt und litt an dieser Krankheit schon seit seiner Kindheit. Sie trat im Schub von ca. 6 Wochen auf begann zu blühen, wie man so sagt, ging dann etwas zurück, um nach 6 Wochen wieder zu blühen. Befallen waren beide Gesäßbacken, beide Knie, beide Ellbogen und der Kopf. Ich erzählte ihm von der Hl. Hildegard und ihrer Verordnung von Hasengalle bei Psoriasis. Ich sagte aber gleich dazu, daß ich damit noch keinerlei Erfahrung habe und nicht genau wisse, wie die Galle angewendet werden solle.
Der Patient sagte mir, ob erpobt oder nicht erprobt, das sei ihm egal, er greife nach jedem Strohhalm und dies probiere er aus. Er habe zu mir soviel Vertrauen (wir kannten uns schon einige Jahre), daß er wisse, daß ich nicht leichtsinnig einem Patienten etwas erzähle, und da werde sicher etwas dran sein.

Er ging nach Hause, schlachtete sofort 3 Stallhasen und trug die Hasengalle abends auf die betroffenen Stellen auf. Am nächsten Morgen erzählte er mir, am Telefon, daß die Sache drei Stunden furchtbar gebrannt habe, danach hörte das Brennen auf. Am Morgen war die Psoriasis zu 70 % verschwunden. Er wiederholte diese Prozedur noch 2 x hintereinander, immer abends. Nach drei Tagen war die Psoriasis total verschwunden und ist bis heute nicht wieder aufgetreten. Die Behandlung wurde im Februar 1979 durchgeführt, bis jetzt

(Juli 1980) also schon 1 1/2 Jahre beschwerdefrei. Die Haut, die seit seiner Kindheit befallen war und die in der blühenden Phase oftmals blutiggekratzt war, ist jetzt ganz glatt und ohne Vernarbung.
Dies war der erste Fall. Einige weitere folgten, allerdings bei keinem mit diesem durchschlagenden Erfolg wie im ersten Fall. Eine wesentliche Besserung trat in allen Fällen auf aber keine totale Heilung. Es geht auch nicht jeder Patient mit dem Enthusiasmus an die Sache heran, wie gerade dieser erste Patient. Vielleicht spielt dies auch eine nicht zu unterschätzende Rolle".

Soweit der Bericht von Heilpraktiker Pukownik aus Lichtenberg.
Die persönliche Disposition des Kranken kann natürlich für die Heilungsbereitschaft eine Rolle spielen. Weiters wären dazu einige Diätregeln von Vorteil. So sollten Hautkranke z. B. zumindest auf Schweinefleisch verzichten. Auch auf Wurstwaren, in denen immer Schweinefett enthalten ist. Man kann und soll auch eine innere Reinigung wie z. B. mit dem Birnenhonig oder dem Quendelmus einleiten. Eine zusätzliche Fastenkur bei einer ein-fachen Brotsuppe hebt die Heilungschance beträchtlich. Ob Kaninchen oder Hasengalle dürfte bedeutungslos sein. Hauptsache sie ist frisch. Man zieht mit einer Injektionsnadel die Flüssigkeit aus der Gallenblase und gibt sie in ein Fläschchen. So kann man sie im Kühlschrank einige Zeit aufbewahren.
Am Stammtisch fragte mich auch einmal ein Bekannter, ob ich denn nichts gegen diese Krankheit wüßte. Seine Frau leide seit ein paar Jahren an Schuppenflechte und käme nicht mehr davon los. Ich empfahl ihm die Hasengalle. Er glaubte mir jedoch nicht, damit die Krankheit heilen zu können. Nach Monaten traf ich ihn zufällig wieder, und da sagte er mir, daß es ihm keine Ruhe ließ und er seiner Frau doch davon erzählte. Sie wollte es ausprobieren, und so beschaffte er Hasengallen. Nach einigen Einreibungen fielen die Schuppen ab und kamen nicht wieder. Skeptisch wie er war, fotografierte er die betroffenen Stellen. Nachdem die überraschende Heilung erfolgte, fotografierte er wieder. Diese Fotos

wollte er mir schon die ganze Zeit bringen, kam aber noch nicht dazu, war sein Kommentar bei unserem zufälligen Wiedersehen.

Beingeschwüre

Es gibt viele Leidende mit Beingeschwüren. Manche werden durch moderne Mittel geheilt. Eine ganze Reihe von Beingeschwüren lassen sich damit jedoch nicht heilen. Für diese Fälle greifen wir zur Hildegard-Behandlung.

„Und wer in seinem Fleisch einen wallenden Schmerz hat und Krätze und Geschwüre, welcher Natur sie auch seien, der nehme Bohnenmehl und er füge etwas Pulver von Fenchelsamen hinzu, und mische das mit feinstem Weizenmehl in Wasser, damit es zusammenkleben kann, und so bereite er Törtchen am Feuer oder an der Sonne. Und er lege sie oft auf und (dies) wird den Schmerz jenes (Kranken) herausziehen, und er wird geheilt werden"... (H. v. B.)

Nach den Erfahrungen Dr. Hertzka's sind diese Teigumschläge die beste Behandlung von therapieresistenten Beingeschwüren - auch „offener Fuß" - genannt.
Der Erfolg bleibt auch bei schwierigen Fällen älterer und alter Leute nicht aus.
Die Umschläge haben weiters auch den Vorteil, daß sie nicht ankleben. Das Ankleben an der Wunde ist ja eines von den großen Übeln bei der Behandlung und erschwert die Heilung.

Bei einer Selbstbehandlung oder Anwendung in einer Kuranstalt empfiehlt sich folgende Vorgangsweise:

Zuerst wird Bohnenmehl, Fenchelpulver und Weizenmehl wie im Rezept angegeben zusammengemischt und mit etwas Wasser ein Teig geknetet. Dieser wird mit dem Nudelwalker auf dem Nudelbrett dünn ausgewalzt und in Streifen geschnitten, entsprechend der benötigten Größe. Alsdann geben wir sie auf ein Backblech und überbacken den Teig so, daß er noch biegsam und geschmeidig ist. So legen wir sie über die Geschwüre und verbinden die Stellen mit einer Fasche. Einige Stunden einwirken lassen und dann wieder erneuern, bis die Geschwüre abgeheilt sind.

Parkinson

Unter den vielen Zuschriften, die ich erhalte, befanden sich schon manchmal Briefe mit einer erstaunlich gleichmäßig zittrigen Handschrift. Doch nie fragten jene Briefschreiber, ob es nach Hildegard für diese Krankheit ein Mittel gäbe. Erwarten sie für diese Krankheit keine Hilfe mehr oder nehmen sie an, man sieht es ohnehin an der Schrift, woran sie sonst noch leiden?

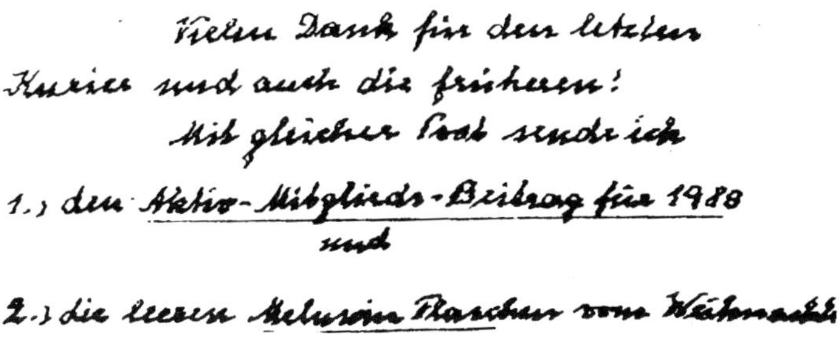
Vielen Dank für den letzten
Kurier und auch die früheren!
Mit gleicher Post sende ich
1.) den Aktiv-Mitglieds-Beitrag für 1988
und
2.) die leeren Melusin-Flaschen vom Weihnacht

Diese Krankheit, ein nie ermüdendes Zittern, wird in der modernen Medizin Paralysis agitans, Schüttellähmung, resp. Parkinsonismus genannt. Die einschlägige Fachliteratur spricht von einer chronisch verlaufenden Nervenkrankheit, deren Ursache noch nicht genau bekannt ist.

Die Sache interessierte mich, und so suchte ich in Hildegards Texten nach einem Mittel:

„Wenn ein Mensch an den Gliedern zittert, das heißt

bebt und kraftlos wird, schneide er Zittwer (Ingwergewächs: C. zedoria) in Wein, gebe etwas weniger Galgant dazu und koche diesen Wein mit etwas Honig und trinke ihn so warm und mählich, und das Zittern verläßt ihn und Kraft kehrt wieder... (H. v. B.)

Mein erster „Versuch" war ein Säufer. Er konnte kaum noch seinen Namen schreiben, weil er so „bebte". Der Mann kam - wie sollte es anders sein - wegen seiner Leber zu mir. Ich dachte, die paar Schlückchen Zittwerwein machen bei seinem täglichen Alkoholkonsum nichts mehr aus, und gab ihm wegen der zittrigen Hände den Wein. Und siehe da: Schon nach einer Woche führte er mir seine ruhigen Hände vor. Dr. Hertzka kann hingegen mit einem ganz anderen Ergebnis aufwarten. Er schrieb damals in unserem Kurier:

Die Erfahrung hat gezeigt, daß die Anwendung (gegen die Schüttellähmung) lange, oft sehr lange durchgeführt werden muß. In einem Fall ging es über ein Jahr, bis der Erfolg eintrat. Dabei war merkwürdig, daß die Patientin das Trinken von »Zittwerwein« nach einem halben Jahr einstellte und - nach einem Jahr doch die völlige Heilung eintrat. Daraus möchte ich schließen, daß die Zitterkranken vielleicht nicht einmal alle Tage, sondern nur mehrmals in der Woche, aber manchmal durch Monate diesen Trunk brauchen.

Krebs Prophylaxe

Bekanntlich treten vor dem eigentlichen Krebsleiden die Präkanzerosen (Krebsvorstadien) auf. Erst nach diesem Frühstadium, das Monate oder Jahre bestehen bleiben kann, wächst die Krebsgeschwulst. Während die moderne Medizin soviel wie nichts gegen diese Vorkrankheit unternimmt, sondern mit geschliffenem Skalpell auf das Heranwachsen krebsverdächtiger Geschwülste wartet, spricht Hildegard schon von einer eigenständigen Krankheit namens „Vicht".

Bei dieser langgesuchten Vorkrankheit kommt es zu einer Streuung von noch nicht virulenten Krankheitsstoffen über die Wege der Lymphbahnen- und Blutgefäße.

Wird gegen diese Überschwemmung und Ablagerungen bestimmter Eiweißkörper nichts unternommen, so wandern sie eines Tages über den Weg des Magen-Darmkanales und lösen das Virulentwerden der Krebszellen aus. Die vorerst harmlosen Eiweißkörperchen haben sich zum Krebs(virus) entwickelt.
Würde man die mit relativ harmlosem „Bauchweh" begleitete Herdstreuung unschädlich machen, oder diese Stoffe auf natürlichem Wege ausscheiden, so könnte folglich auch kein Krebs entstehen. Anders gesagt: Heil die Präkanzerose - das ist das Vichtleiden - dann brauchst Du auch keine Angst vor der Krebserkrankung haben.

Die Beschreibung des „Vichtleidens" habe ich Hertzkas Buch »Das Wunder der Hildegard-Medizin" entnommen:

„VICHT - nicht zu verwechseln mit Gicht - ist ein altdeutsches Wort und findet sich noch in der Bezeichnung Abweichen für Bauchkrämpfe beim Durchfall und (An)- Fechtung für schmerzhaftes Zwicken und Reißen im Bauch und überall im Körper. Die Vicht-Kranken wissen sich jahrelang krank, sogar schwerkrank, und kein Arzt findet zunächst eine Ursache für die anfallweise auftretenden Schmerzattacken, zu denen auch Herzschmerzen gehören können, bis diese Kunden später Krebs bekommen. Manches davon ähnelt dem allgemeinen Rheuma, und es handelt sich nach Hildegard auch um lokale Krankheitsherde mit anfallweiser rheumatischer Herdstreuung. Das Lehrbuch schildert sogar ganz genau, wie diese Vicht-Herde im Körper schaffen und „arbeiten". Ähnlich wie in einem gärenden Hefeteig liegen an „sumpfigen" Stellen des Körpers zwischen „Haut und Kernfleisch" Ablagerungen eines bestimmten Eiweißkörpers. Seine Moleküle machen gewisse „Reifungsstadien" durch, wobei sie manchmal eine rundliche und manchmal eine längliche Form annehmen. Und manchmal platzen diese Herde und streuen wie ein reif gewordener Bovist eine Wolke sporenkleiner Agentien in den Körper aus. Dann leidet der Mensch an rheumatischen Schmerzen und Krämpfen, wie wenn etwas beißen und nagen würde. Diese Agentien haben aber (noch) kein eigentliches Leben in sich, lautet hier sachlich der Hildegard-Text. Es handelt sich um ein Zeichen der berühmten Vorkrankheit zum Krebs, der Präkanzerose. An sich ist dieses Vicht-Leiden eine Krankheit für

sich. Sie macht unter anderem anfallsweise typisch rheumatische Beschwerden. Es ist zugleich die langgesuchte Vorkrankheit zum Krebsleiden. In diesem Frühstadium fallen viele der sogenannten Krebsteste schon positiv aus, man findet aber noch keinen Tumor . . . «

Das Wasserlinsen-Elixier

Das relativ kompliziert herzustellende Heilmittel gegen das Vichtleiden, der Präkanzerose, heißt Wasserlinsen-Elixier. Der Hildegard-Text lautet:

„..Wer an dem genannten Schmerz leidet, soll soviel von diesem Trank nüchtern trinken, wie er auf einen Schluck nehmen kann, ebenso auch zur Nacht, wenn er sich zu Bett legt, bis er geheilt wird.

Diese Kur ist zu wiederholen, wenn sich im Laufe der Zeit - das kann Jahre dauern - die Symptome wieder bemerkbar machen sollten.

Zur Zeit wird Ihnen kein Arzt sagen, Sie leiden unter der Vichtkrankheit. Die offizielle Medizin kennt diese Krankheit praktisch nicht! Hier kann man sich nur selbst helfen, indem man sich dieses Elixier besorgt.

Wenn Sie diese Symptome haben, das Alter „stimmt", wenn in der Familie gehäuft Krebs auftritt, die Blutsenkung anfängt zu steigen, dann wird's Zeit.

Nun, was ist das für ein Wundertrank? Wir finden es im Lehrbuch Hildegards unter „Kolik":

VON DER „KOLIK". Ein Mensch, den die „Kolik" plagt, soll etwas Ingwer und eine große Portion Zimt nehmen und pulverisieren. Dann nehme er Salbei, weniger wie von dem Ingwer, mehr Fenchel wie von Salbei, Rainfarn weniger wie von der Salbei, verreibe es in einem Mörser, daß der Saft herauskommt, und seihe diesen durch ein Tuch. Darauf soll er Honig kurze Zeit mit Wein kochen und diesem etwas weißen Pfeffer zusetzen oder, wenn er den nicht hat, etwas Pfennigkraut und das vorher angegebene Pulver sowie den ebenfalls angegebenen Saft hineintun. Weiter nehme er Wasserlinsen, zweimal soviel Tormentillwurzel wie Wasserlinsen, ebensoviel Senf der auf dem Felde wächst, wie die Tormentillwurzel wiegt, und von dem Kraut, an dem die ganz kleinen Kletten wachsen, weniger wie von den Wasserlinsen, zerreibe dies in einem Mörser zu Brei, fülle das Zerriebene in ein Säckchen und gieße den obengenannten mit dem Pulver gemischten Honigwein darüber, indem er eine Art Lautertrank daraus macht. Wer aber an dem genannten Schmerz leidet, soll soviel von diesem Trank nüchtern trinken, wie er auf einen Schluck nehmen kann . . . (wie bereits bekannt).

So einfach ist das. Wem's zu kompliziert erscheint, für den haben wir noch zwei gleichwertige Mittel: Die Reh- oder Gänseleber. Mehr darüber beim Wild.

Krebs

Den meisten Ärzten schnürt es den Kragen zu, wenn sie „schon wieder" von einer neuen Krebsmethode hören und blicken mit Argusaugen auf derartige „Sensationsberichte".
Ich will weder Aufsehen erregen und schon gar nicht berühmt oder berüchtigt werden, sondern nur einen Gedankengang zu diesem Thema festhalten.

Der Hl. Hildegard wurde ein in sich abgeschlossenes Medizinsystem geoffenbart. Darin sind alle Grundkrankheiten und deren Heilmittel enthalten. Es gibt leicht und schwer zu heilende Krankheiten, aber keine unheilbaren. Demnach finden wir darin auch ein Heilmittel gegen den Krebs.

Ich werde mich allerdings hüten, hier illegal zu agieren. Diese Krankheit kann letztlich doch nur mit kompetenten Stellen einer Lösung zugeführt werden. Wenn man Hildegard einmal den gebührenden Platz einräumt, wird diese Geißel ihren Schrecken ganz sicher verlieren.

Nur ein »Wehwehchen« oder sterbenskrank?

Hildegardmittel hin, Hildegardmittel her: Was ist, wenn meine Heiserkeit nicht vom kalten Bier kommt, sondern ein Kehlkopfkarzinom dahintersteckt? Womöglich ist es für eine Operation schon zu spät, wenn ich durch Selbstbehandlung wertvolle Zeit verliere? Ist es nicht unverantwortlich, gegen noch so kleine „Wehwehchen" sogenannte „Hausmittel" zu empfehlen? Kann nicht hinter jeder kleinen Unpäßlichkeit ein schweres Leiden stecken?

Diese Fragen werfe ich auf, damit auch die Risiken einer Selbstbehandlung zutage kommen. Der Griff zur Hausapotheke setzt voraus, daß ich weiß, woran ich leide! Wer hustet, weil er sich verkühlt hat, darf „seinen" Hustensaft ohne weiteres nehmen. Hat hingegen einer „irgend Etwas" im Hals - um bei diesem Beispiel zu bleiben - so soll er den Gang zum Arzt nicht hinausschieben. Wir müssen also wissen, ob alles „mit rechten Dingen" zugeht. Im Zweifelsfalle immer zuerst den Hausarzt aufsuchen. Zum Arzt des Vertrauens kann man dann ruhig sagen: „Aha, wenn's weiters nichts ist, dann nehme ich dagegen ein bewährtes Hildegardmittel". Ein vernünftiger Arzt wird gagegen auch nichts einzuwenden haben.

In diesem Sinne möchte ich alle in diesem Buch erwähnten Rezepte verstanden, wissen. Das gilt insbesondere auch für die folgenden 20 Hildegard-Rezepte gegen die verschiedensten „Wehwehchen" von A - Z.

Atemnot

„Wem vom vielen Essen und Trinken der Magen schwer und er davon dämpfig (kurzatmig) geworden ist, verzehre reichlich Bachminze (Mentha longifolia) roh oder gekocht mit Fleisch, in Tunke oder als Gemüse bereitet und die Dämpfigkeit weicht". (H. v. B.)

Augenleiden

„Wenn durch Alter oder Krankheit Blut und Wasser in den Augen des Menschen zu sehr strapaziert werden, trete er nahe an einen grünen Rasen und schaue ihn so lange an bis seine Augen wie von Tränen überlaufen und sich befeuchten. Denn das Grün jenes Grases nimmt, was seine Augen trübt und macht sie rein und leuchtend".

Wenn man weiß, daß beim Altersstar tatsächlich eine Verschiebung im Feuchtigkeitsgehalt der Linse stattfindet, dann kann man dieses Mittel bei beginnendem Star dringend anraten. Man verachte nur nicht diesen so einfältig scheinenden Rat. Auch an (beginnenden) grünen Star kann man denken, weil dabei im Auge tatsächlich pathologische Durchblutungsverhältnisse herrschen.

Durchfall

Wir benötigen Mutterkümmel, lat. Fructus cumini (auch Kreuzkümmel genannt) 17 Gramm und weißen Pfeffer, 3 Gramm. Das Ganze pulverisieren und vermischen. Davon rühren wir eine Messerspitze voll in ein Eigelb (Eidotter). Dieses Eigelb wird anschließend in einer Eischale - beim Aufschlagen des Eies eine Eischalenhälfte aufbewahren - am Feuer gegart, bis es schön krümelig ist. Dem Patienten ein Stück Weißbrot zum Essen geben und anschließend dieses „Durchfallei". Das Eiweiß benötigen wir nicht!
So lange als nötig wiederholen, aber täglich nicht öfter als dreimal.

Gallensteine

sollte man besser nicht entfernen, sondern dafür sorgen, daß sie still und stumm bleiben. Sie dürfen - so wir Hildegard hier richtig interpretieren - eine Art Alarmeinrichtung sein, um Schlimmeres zu verhindern. Sie sollten den Menschen dazu erziehen, daß er nicht mehr alles ißt was ihm nicht bekommt. So leben, daß man sie nicht merkt, heißt hier die Devise. Sollte es einmal zu einer Kolik kommen, nehmen wir Galgant.

Gehörleiden

„Wenn das Gehör eines Menschen von irgendeinem Phlegmastoff oder von einer anderen Art des Krankseins zugrunde gerichtet wird, nimm weißen Weihrauch und laß aus ihm über lebendigem Feuer (glühenden Kohlen) Rauch aufsteigen und laß diesen Rauch in das sich obdurierende (verstopfte) Ohr aufsteigen. Doch soll er das nur selten machen, damit es ihm nicht bei übermäßiger Anwendung noch schlechter gehe".

Grippe

Hildegards Grippemittel Nr. 1
Hertzka:

Damit wir uns recht verstehen, zuvor ein Wort über die Grippe. Sie beginnt mit einem deutlichen und starken Krankheitsgefühl Auch wer sich sonst aus Schnupfen, Husten, Heiserkeit nichts zu machen pflegt, weiß sofort: Jetzt hat's dich erwischt! Halsschmerzen oder Schluckbeschwerden gehören immer dazu. Und vor allem mehr oder minder hohes Fieber (-Gefühl). Ich bekomme selten Fieber. Aber wenn, dann weiß ich es auch ohne Thermometer. Fieber hat es schon immergegeben, lange ehe es Fieberthermometer gab, und die Menschen zu Hildegards Zeiten wußten auch, wenn sie Fieber hatten. Heiße Stirne und beschleunigter Puls kann jeder als zusätzliches Fieberzeichen sich merken. Weil die Grippe einen „überfällt", gewissermaßen von einem Tag auf den anderen, gehört sie nach Hildegard zur Gruppe der Akutfieber (Hildegard unterscheidet nur vier große Fieber-Gruppen, in welche alle Fieber sich einordnen lassen müßten.)

Wir wollen aber bei der Grippe bleiben, also einer echten Fieberkrankheit. Auch brauchen wir uns gar nicht den Kopf zerbrechen, welches von den vielen Fiebermitteln Hildegards wir wählen sollen, sondern machen uns gegen Grippe gleich von Anfang an den Meisterwurzwein:

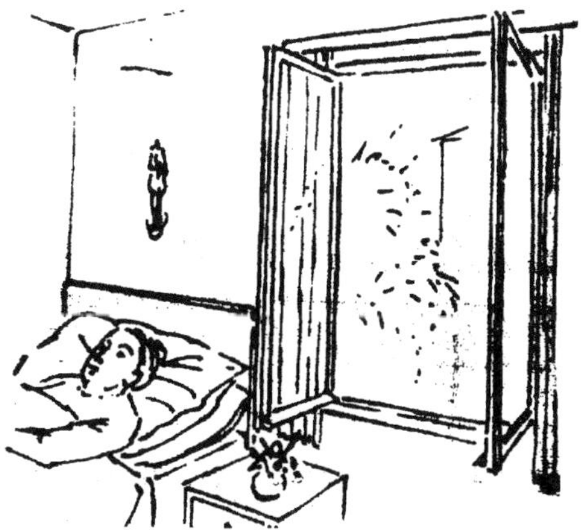

Bei Grippe solange das Bett hüten, bis man mindestens 2 Tage fieberfrei ist.
Am ersten Tag absolut fasten. Es gibt nur ungezuckerten Fencheltee gegen den Durst.

Meisterwurzwein

Er ist relativ leicht selbst zu machen, hilft bei Grippe vorzüglich, wenn man ihn gleich macht, und ist ein Universal-Fiebermittel, das auch bei anderen Fieberkrankheiten hilft. Krankheiten, die unter anderen Krankheitszeichen auch Fieber haben, wie z. B. Tuberkulose oder Nierenbeckenentzündung, sind keine reinen Fieberkrankheiten. Die Grippe ist hingegen eine typische Fieberkrankheit, auch wenn gerne danach Husten oder Schnupfen folgen, die wieder eine andere Behandlung brauchen.

Das Fieber und das schwere Krankheitsgefühl geht jedenfalls mit dem Meisterwurzwein rasch weg - wenn man noch nicht viel mit anderen Medikamenten herumprobiert hat. Vielleicht hat diese (Alpen-) Pflanze Meisterwurz (Radix imperutoria) von ihrer meisterlichen Wirkung her den Namen.
Man nehme also grob gestoßene Meisterwurzstücklein, (ca. 1 Eßl. voll) lege sie über Nacht in ein halbes Glas voll guten Weines, gebe am Morgen noch frischen Wein dazu und gieße den gesamten Wein dann ab.

Das ist der Meisterwurzwein. Man trinkt davon nüchtern, also vor dem Essen. Am Abend setzt man dann wieder frische Meisterwurz in Wein an und so durch drei oder fünf Tage.
Et curabitur, d. h. „geheilt wird, wer immer Fieber hat, welcher Art es auch sein mag“, schreibt Hildegard. Wenn man morgens den ganzen Meisterwurz-Nachtwein nüchtern schluckweise trinkt, hilfts wohl am besten. Trinkt man ihn tagsüber, so kommen leichter Folgekrankheiten (Schnupfen, Husten) zustande.

Das Universal-Grippemittel Nr. 2

Ein weiteres Mittel gegen Grippe besteht aus einer Mischung von Reiherschnabel-, Bertram- und Muskatnußpulver. Der Reiherschnabel ist die englische Edelpelargonie.

Dieses Grippepulver hat sechs Wirkungen:

1.) BEI HUSTEN: Das Pulver in Omletten mit viel Äpfel und Zucker essen. (Das Pulver in den Teig mischen). Im Originaltext sind Äpfel und Zucker zwar nicht vorgeschrieben, aber es schmeckt besser. Außerdem ist Zucker - am besten Rohrzucker - bei Husten grundsätzlich eine Medizin. Noch wirksamer wird Zucker in gerösteter (Malz)- Form. Somit haben wir ein ausgezeichnetes „iß Dich gesund-Mittel“ gegen Husten.

2.) BEI KOPFWEH: Ist das Pulver mit Salz auf Brot zu essen. Fast jede Grippe ist mit Kopfschmerzen verbunden. Das ist typisch bei Viruskrankheiten und hängt mit den Hirnhäuten, die dabei gereizt werden, zusammen.

3.) BEI ERKÄLTUNGEN: Das Pulver in heißem Wein trinken. Dieser Glühwein abends getrunken, wirkt ausgezeichnet und kann als gutes Vorbeugungsmittel angesehen werden. Geschmacklich läßt er allerdings zu wünschen übrig.

4.) BEI SCHNUPFEN: Das Pulver auf trockene und geruchfreie Unterlage geben und daran riechen. In Schnupfenzeiten vorbeugend einmal täglich damit die Nasenschleimhäute „imprägnieren“. Nur den Duft einatmen! So zart wirkt dieses Mittel. Die Nase wird sofort „umgestimmt“ und bleibt trocken.

5.) BEI VERDORBENEM MAGEN: Das Pulver trocken nach dem Essen einnehmen, wenn man kolikartige Bauchschmerzen bekommt. Würde man in solchen Fällen nichts dagegen tun, so kann daraus eine Gallenkolik oder ein

Herzinfarkt entstehen. Die entscheidende Wirkung des Pulvers hierbei ist, daß durch Aufstoßen oder Wind, die Gefahr beseitigt wird. (Siehe auch Galgant bzw. Galganthonig).

6.) ALS HERZMITTEL: Das Pulver trocken - und zwar auf Brot - einnehmen. Es kräftigt das durch Grippe geschwächte Herz. Wir wissen ja, daß Grippe sehr häufig Herzfehler oder Herzschwächen hinterläßt, und das ist speziell bei älteren Leuten doch eine nicht zu unterschätzende Gefahr. In diesem Fall ist das Pulver pur oder auf Brot zu essen.

Dieses Grippepulver entwickelt noch eine siebente Wirkung, wenn man ein wenig (2 %) Galgantpulver dazumischt. Dann hilft eine Messerspitze nach dem Essen eingenommen gegen die Blähungen.

So wir Wert auf eine funktionierende Hausapotheke legen, nimmt das Grippepulver gleich nach Galgant einen Ehrenplatz ein. Falls es einmal Probleme mit der Be- und Versorgung von Hildegard-Mitteln geben sollte, machen wir uns das Pulver selbst:
Wir trocknen die Blätter der echten englischen Edelpelargonie, besorgen uns in der Apotheke Bertrampulver (Radix pyrethri), Muskatnußpulver bekommen wir im Supermarkt und dann haben wir schon alles, was wir brauchen. Die getrockneten Pelargonienblätter pulverisieren wir im Mörser oder der Kaffeemaschine und mischen alles wie folgt zusammen:

40 Gr. Pelargonienpulver
35 Gr. Bertrampulver
25 Gr. Muskatnußpulver

= 100 Gr.

Eben erst lief unser Kleinster mit einer „Rotzglocke“ herum und begann zu husten. Meine Frau gab sofort einen Teelöffel voll Grippepulver in’s Fläschchen und am nächsten Tag war von einer Erkältung nichts mehr zu hören und zu sehen.
Nach dem allseits bekannten „Grippewitz“ dauert die Grippe mit ärztlicher Behandlung zwei Wochen und

ohne - 14 Tage. Nicht so mit Hilfe dieses Pulvers. Da ist in spätestens drei Tagen die Grippe abgeklungen. Wenn's mich mal erwischt, hört man mein Niesen im ganzen Haus. Allerdings nicht lange: Einmal das Grippepulver an die Nase gehalten und nach zwei, drei Niesern ist alles vorbei. Es geht nicht nur mir alleine so.
Frau Kronsteiner schrieb mir erst kürzlich:

Sehr geehrter Herr Posch:

„Muß Ihnen mit Freude mitteilen, daß mir vor einem Monat das Grippepulver hervorragend geholfen hat. Hab' mich verkühlt und Schnupfen bekommen, daß ich nicht mehr schauen konnte und Kopfweh und Fieber. Mit dem Grippepulver war's den zweiten Tag wie weggeblasen. Hab' davon 1. geschnupft, 2. Glühwein und 3. es auf Brot genommen, das hat meinem Kopf recht gut getan. Habe auch fest daran geglaubt, daß es mir hilft und es hat wirklich geholfen, in so kurzer Zeit . . . „

Das Pulver hat seine Wirkung, ob man es glaubt oder nicht. Am besten sieht man sie bei Kindern. Man wird ihnen nicht vorher einreden müssen, daß es hilft.

Gürtelrose

Das gegen Abszesse wirksame Eisenkraut (abgekochtes Kraut als Umschlag) hat sich auch bei Gürtelrose bewährt. Das abgekochte Eisenkraut (Verbena officinalis) wird leicht ausgedrückt, in ein Leinentuch eingeschlagen und als Umschlag verwendet.

Hämorrhoiden

Es ist schon ein Krampf mit den Leiden im Bereich des Anus - den Hämorrhoiden. Die Symptome reichen vom leichten Juckreiz bis zu schweren Schmerzen und Blutungen. Zäpfchen und Salben bringen meist nur vorübergehende Linderung. Wer darunter leidet - und das sind mehr Menschen als allgemein angenommen wird - weiß genau, was Hämorrhoiden sind. Deshalb interessiert uns hier weniger Warum und Weshalb, sondern die Frage, wie man dem Leiden beikommen kann.

Die Bachbunge

Kurz und bündig heißt es bei der Bachbunge (Veronica beccabunga):

„Wer aus ihr ein Mus (Gemüse) kocht, also eine Speise aus ihr allein macht unter Beigabe von Einbrenn oder Öl und das oft ißt, dessen Bauch löst es gleich einem gewissen Trank. Nimmt gegessen auch Vicht“. (H. v. B.)

Mehr sagt Hildegard nicht. Also kein Wort von Hämorrhoiden, Afterjucken oder gar von Blutungen. Wie aber können wir uns erlauben, den Bachbungenehrenpreis als Heilmittel gegen Hämorrhoidalblutungen zu empfehlen? Und doch fügen wir den Hildegard-Texten nichts hinzu und verfälschen sie auch nicht. Man muß nur ein wenig nachdenken. Was heißt „. . . dessen Bauch löst es . . .?“ Zum Bauch gehören die Eingeweide und somit auch der Dickdarm. Genau da liegt unser Problem, welches die Bachbunge zu lösen vermag: Die Hämorrhoiden.

Krampfadern sind verhocktes Blut. Lösen heißt: den Durchfluß wieder herstellen. Lösen heißt aber bei Hildegard auch, guten Stuhlgang machen bzw. den Darm ausräumen.

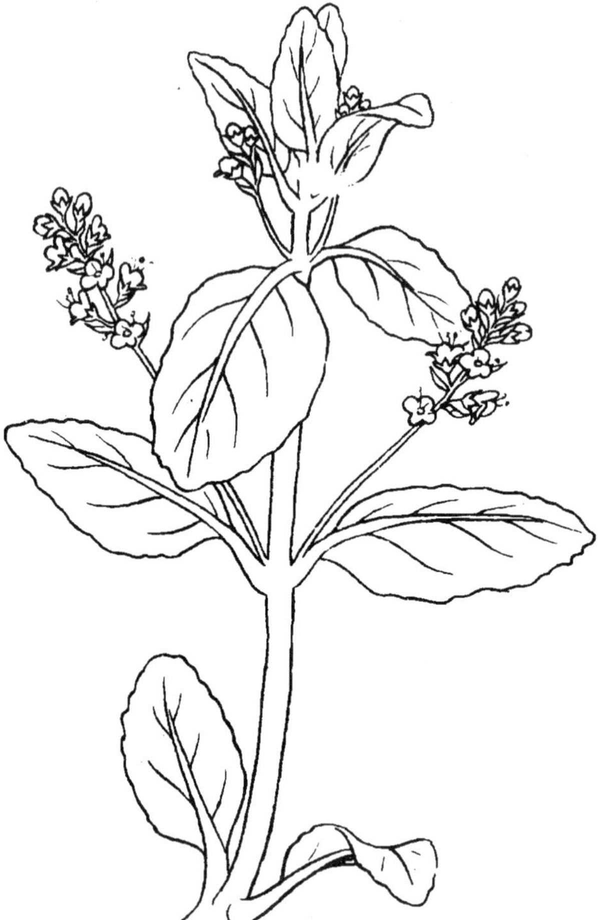

Veronica beccabunga
Bachbunge

Es gibt eine Heilmethode, das sogenannte Subaquale Darmbad, bei welchem verhockte Stuhlmassen, die oft tagelang und länger in den Dickdarmtaschen zurückbleiben und viel zur Selbstvergiftung (aus dem Darm) beitragen können, durch Wassereinläufe herausgespült werden. Genau das macht auf elegantere Weise die Bachbunge. Wer übrigens weiß, wie gerade „Hämorrhoidarier“ unter allfälliger Stuhlverstopfung leiden, wird diese Empfehlung der Bachbunge bei Hildegard für außerordentlich zweckmäßig halten. Dieses Bachbungenmus ist ein Vicht-Heilmittel! Mit anderen Worten - es dient der Krebsvorsorge.

Wir wissen, daß die Zahl der Dickdarmkrebskrankheiten zunimmt. Vermutlich in gleichem Maß wie die Hämorrhoidalkranken, für welche freilich keine offizielle Statistik besteht. Wenn sich das herumspricht, daß man durch Bachbunge unter Umständen auch Dickdarmkrebs entgegen arbeiten kann, wird man wohl diese Pflanze in Kulturen anlegen müssen, damit der Bedarf auch immer gedeckt wird, und die Natur keinen Schaden leidet.

Die Bachbunge (Veronica beccabunga, Bach-Ehrenpreis) gedeiht in ganz Europa an feuchten Standorten und Wasserläufen. Die azurblauen Blüten der bis zu 50 cm hoch wachsenden Pflanze sind von März bis Juni zu sehen. Das Kraut (Blätter und Stengel) können wir vom Frühjahr bis in den Herbst verwenden.

Wer die Pflanze nicht kennt, für den haben wir noch ein anderes Hildegardmittel gegen die Hämorrhoiden:

Die Bohnenlose Bohnensuppe

Koche Stangenbohnen stark in Wasser, gib die Bohnen heraus und esse diesen Absud. Das wiederhole oft und die Hämorrhoiden werden vergehen. Genau genommen ist es ein Bohnenwasser, ein Bohnentee. Man kann aber aus diesem Tee ohne weiteres durch andere Zutaten eine wohlschmeckende Suppe bereiten. Hildegard gibt uns im Lehrbuch (Ursachen und Behandlung der Krankheiten) über die Hämorrhoiden sehr genaue Angaben über deren Entstehung und Behandlung:

„Manchmal aber überschreiten auch üble Säfte, die wässrig und dünn sind, ihr Maß im Menschen, stellen sich dem Blut in den Gefäßen auf seinem richtigen Wege entgegen und bewirken, daß Blut, ohne Ausscheidung von Nahrung, durch den After austritt, bringen den Menschen in Gefahr und führen zur Austrocknung seiner Lebenskraft. Wenn sie aber mit Ausscheidung von Nahrung durch den After ausgetreten sind, reinigen sie in vielen Fällen den Menschen und stellen die Gesundheit wieder her". (H v B.)

Wie „wissenschaftlich" diese Angaben sind, erläutert uns Dr. Hertzka:

Diese zwei Sätze - es sind wirklich nicht mehr - gehören zu einer ausführlichen hochwissenschaftlichen Abhandlung über ein viel umfassenderes Gebiet von „Blutungen am falschen Ort". (Blut im Stuhl, Blutbrechen, Bluthusten, Bluturin, Ruhr u. a. m.) Es ist einer von den zahlreichen Texten des Hildegard-Buches, welches jeden modernen Professor vor Neid erblassen lassen müßte, wenn er daran denken müßte, es wäre von einem Kollegen entdeckt worden. Eine Stelle, welche Stoffwechselvorgänge, ja sogar die hormonalen Steuerungen (Hirnhormone!) so detailliert beschreibt, wie es nicht einmal uns bisher bekannt war. Eine kleine Stelle unter hunderten anderen, welche uns den vollkommenen Beweis dafür liefert, daß Hildegards Lehrbuch göttlichen Ursprungs sein muß, und ganz sicher von keinem Arzt zwischen Hippokrates und Paracelsus und - noch sicherer - nicht von Hildegard entdeckt, erforscht, erdacht sein kann.

Bei diesem theoretischen Text (Ursachen!) fällt auf, daß zu unterscheiden ist, zwischen massiv und spontan blutenden Hämorrhoiden und den anderen, kleineren Blutungen, die nur gleichzeitig mit dem Stuhlgang auftreten. Diese „Blutauflagen" auf dem Kot bei Hämorrhoiden können sogar als eine Art Selbstheilung gelten, wie aus dem Wortlaut hervor geht. Freilich müssen wir auch daran denken, daß dahinter kein Dickdarmkrebs stecken darf, was allerdings viel seltener ist, aber letztlich nur durch den Arzt festgestellt werden kann. Wenn dies auszuschließen ist, besteht also bei Hämorrhoidalbutungen kein Grund zur Sorge. Aber auch die massiveren, spontan auftretenden großen Hämorrhoidalblutungen soll man nicht um jeden Preis gleich stoppen wie später beim zugehörigen Heilmitteltext des Lehrbuches steht, welcher zu dieser Stelle paßt«.

Von den Hämorrhoiden

„Wenn schlechte, wasserreiche oder dünne Säfte, die im Menschen Überhand genommen haben, und ohne gleichzeitige Entleerung der aufgenommenen Nahrung Blut aus seinem After haben ausfließen lassen, soll man einen derartigen Blutfluß nicht in sich zurückzuhalten versuchen, weil andernfalls dasselbe Blut ihn in noch größeren Schrecken versetzt und in stärkerem Erguß ausfließen wird“. (H. v. B.)

„Auf Einzelheiten dieser von Prof. Hugo Schulz, Greifswald, vorgenommenen Übersetzung des lateinischen Lehrbuches gehe ich nicht ein. Man beachte nur den ausdrücklichen Hinweis, daß massivere Hämorrhoidalblutungen nicht gleich gewaltsam gestoppt werden sollen. Nun fährt der Text in einem weiteren Abschnitt fort. Es heißt dort:“

„Wenn das Blut im Menschen durch schlechte und verwässerte Säfte aufgeregt, aus dem After gleichzeitig mit dem Stuhlgang auszufließen angefangen hat, soll er es nicht zurückhalten, weil es ihn reinigt und zu seiner Reinigung dient. Geht es aber während des Stuhlganges zu stark durch ihn hindurch, so soll er Gamander zum Gemüse und zu sonstigen guten Kräutern hinzusetzen, hieraus ein Gericht bereiten und von diesem mäßig genießen. Der Gamander verhindert den eben genannten Blutfluß und hält ihn zurück, das Gemüse aber und die anderen Kräuter bringen den Kranken wieder zu Kräften«.

Gamander-Ehrenpreis = Veronica
Chamaedrys Linn.

Hautkrebs

„Wer im Kopf Schmerzen hat oder wem Krebse das Fleisch fressen oder wer überhaupt am Leibe Geschwüre hat, der nehme Veilchensaft, den dritten Teil davon Olivenöl und Bockstalg so viel als Veilchensaft und lasse alles in einem frischen Topf zusammen wallen (kochen) und bereite eine Salbe.
Wer im Kopf Schmerzen hat, reibe sich diese Salbe quer über die Stirne ein und er wird Linderung haben. Aber auch wo Krebs oder ein anderes Geschwür den Menschen auffrißt, dort salbe dich und sie (die Krebse) werden sterben, so sie davon kosten".

Das wäre ganz eindeutig Hautkrebs, wozu auch der häufige Brustkrebs gehört. Eine vielversprechende Salbe bei allen Hautleiden. (Hertzka)

Hier stünde es dafür, selbst die stinkenden Ziegenböcke zu züchten um ausreichend Bockstalg zu bekommen.

Andere Ingredienzien zu verwenden ist sinnlos. Es muß Bockstalg sein und nicht irgend eine „Salbengrundlage". Auch keine Kunstessenz sondern reiner, echter Veilchensaft vom wohlriechenden Veilchen.
Zugegeben: Um z. B. 250 ml reinen Veilchensaft zu bekommen, muß man schon viele Veilchen pflücken und viel Zeit opfern. Auch den Ziegenbockstalg erhält man nicht im Supermarkt. Es steckt oft ein gewaltiger Aufwand allein in der Beschaffung der Rohstoffe, was die Mittel verteuert. Es kann einem passieren, daß man einen ganzen Ziegenbock kaufen muß, nur um an den Talg heranzukommen. Allein von dieser Warte aus könnte ich Ihnen die ulkigsten Dinge erzählen.

Husten

Beinahe die Geduld könnte einem „reißen", wenn man mit ansehen muß, wie wirkungslos viele Hustensäfte sind. Die Väter kinderreicher Familien können einem darüber einiges erzählen. Scheinbar kümmert es die

Safterzeuger wenig, ob ein Mittel auch wirklich hilft. Hauptsache die Ärzte verordnen es fleißig.
Es mag nicht in mein Gehirn, daß es gegen ein so häufiges Leiden in der ganzen Schöpfung keine wirksameren Mittel geben sollte.
Das erstbeste Hustenrezept, welches ich bei Hildegard fand, hat sich denn auch von Anfang an bewährt. Es ist der Hustenwein aus Andorn, Fenchel und Dill.
In einem in unserer Nähe befindlichen Dorf ist ein Mann, den das halbe Dorf jeden Tag in der Früh husten hörte. Die Häuser sind ja ziemlich eng nebeneinander gebaut, so ist es nicht verwunderlich. Das waren die Leute schon so gewöhnt, daß sie alle eines Tages glaubten, der Mann sei in der Nacht verstorben: Niemand hörte ihn husten. Was war? Er bekam meinen Hustenwein. Die Tage darauf kam fast das ganz Dorf um sich so einen »Hustensaft“ zu holen. Ein weiteres Hustenmittel ist der

Rainfarn

„Wer Schnupfen hat und dazu hustet, esse Rainfarn (Chrysanthemum vulgare) in Suppe oder Kuchen oder Fleischgericht.

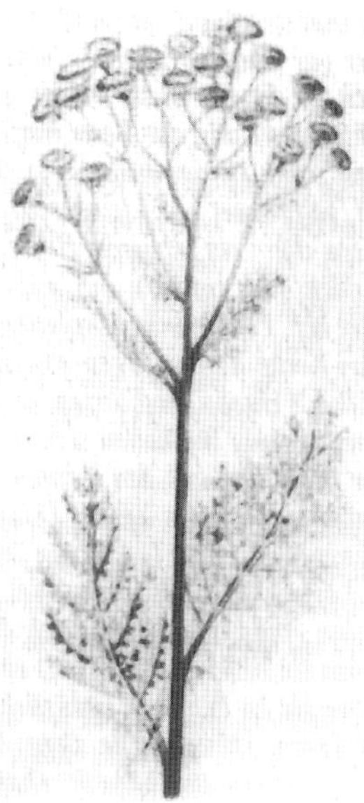

Wer harten Husten hat, bereite mit Semmelmehl und Rainfarn eine Suppe, esse sie oft und so werden Trockenheit und innere Geschwüre und Husten sich lösen, indem jener Mensch voll Unrat diese Stoffe auswirft und sich besser fühlt". (H. v. B.)

Rainfarn hat zwar farnkrautartige Blätter aber mit dem Farn nichts zu tun. Dieser bis zu 1 m hoch wachsende Korbblütler wird mancherorts „wilder Wermut" oder Wurmkraut genannt. Die goldgelben Korbblüten sind giftig. Für arzneiliche Zwecke werden nur die Blätter verwendet. Gegen Husten kocht man sie in den Speisen mit.

Als das stärkste Hustenmittel fand Hertzka die

Pflaumenkern Kur

Als stärkstes Mittel bei plötzlich auftretendem Husten - also nicht bei chronischem oder gar Raucherhusten - habe ich die Pflaumenkern-Kur erkannt. Von der auch in diesem Buch wieder gescholtenen Pflaume essen die Menschen das Schlechteste und das Beste werfen sie weg: die Pflaumenkerne. Man sollte sie sammeln, waschen, trocknen, aufknacken und gut verschlossen, getrocknet und kleingeschrumpft aufheben.

Wenn dann ein schwerer Husten eingesetzt hat - Bagatellhusten ignorieren wir einfach oder zaubern ihn mit der Rainfarnmehlsuppe oder dem Hustenwein oder mit Pelargonien-Omletten weg - dann holen wir die getrockneten Pflaumen-Kerne hervor, legen so etwa 30 - 50 Stück in ein mit Wein halbvoll gefülltes Weinglas und lassen sie stehen, bis sie wieder schön dick und rund geworden sind. Sie haben sich dann mit Wein vollgesogen und einen guten Teil der Blausäure aus den Kernen vertrieben. Wir merken das, wenn wir das zugedeckte Weinglas lüften: Dann riecht man deutlich den ausgetretenen Blausäuregeruch. Ein Teil davon bleibt in den Kernen zurück oder geht im Wein in Lösung über. Gerade so viel, wie wir zur Heilung brauchen.

Keine Angst vor Blausäure! Auch ich weiß, daß sie in hochkonzentrierter Form (in bitteren Mandeln!) ein schweres Gift ist.

Aber sie ist in dieser natürlichen Form auch ein wunderbares Heilmittel bei schwerem Husten. Die alten Ärzte wußten das sehr wohl, und mein Vater (Arzt) kannte das blausäurehaltige Kirsch-Lorbeer-Wasser gegen Keuchhusten das noch heute in Apotheken vegetiert. Die hildegardische Vorschrift lautet:

„Von diesen gequollenen Zwetschken-Kernen esse man einige Stücke (kauen) und zerhacke auch einige Stücke (5-8) ganz klein und koche sie in eine (Mehl)Suppe ein, in welche man auch ein wenig von dem Wein hineingibt, worin die Pflaumenkerne zum Quellen gelegt worden waren“.

Ist unsere eingelegte Menge aufgebraucht, lege man frische Pflaumenkerne zum Quellen ein und gieße für den verwendeten Wein auch frischen Wein nach.

„et cito curabitur“

„... und er wird schnell gesund werden“. Das stimmt. Meist dauert es keine drei Tage. Gilt auch bei Keuchhusten. Ist vor allem ein Mittel gegen den Reizhusten, wie wir heute sagen. Hildegard schreibt von „durren husten“, dürrem Husten. Ob man roten oder weißen Wein dazu nimmt, bleibt sich gleich. Echt soll er freilich sein.

Ein Universal-Lungenmittel - auch gegen Tuberkulose ist:

Das Wermutöl

„Gieße den Saft von Wermut in Baumöl (Olivenöl), daß zweimal soviel Baumöl als Saft sei, erwärms in einem Glas an der Sonne und hebe es das Jahr über auf. Und wenn dann ein beliebiger Mensch in der Brust und um die Brust leidet, so daß er davon hustet, dem salbe damit die Brust. Und wenn ihm die Seite weh tut, salbe ihn dort, und es heilt ihn innerlich und äußerlich“. (H. v. B.)

Die Erkenntnis, daß eine Tuberkulose erst dann gefährlich wird, wenn durch den ewigen Hustenreiz die (Lymph-) Tuberkelmassen über die ganze Lunge verstreut werden, steht durchaus im Einklang mit der modernen Medizin. Behebe also gleich zu Anfang den Husten oder heile die Brust, und du verhinderst die TBC-Krankheit.
Wir heilen heute oft die Tuberkulose aus, indem wir lange genug den Körper mit schweren Giften überschwemmen. Vorher heilte man mit Ruhe, Licht, Luft und Sonne. Das Wermutöl wird bei Hildegard dadurch hergestellt, daß man einen Wermutsaft samt zwei Teilen Olivenöl im Glas an der Sonne er-

wärmt. Wird das Öl durch die Sonnenbestrahlung nicht zu Vitamin D3 potenziert? So ist Wermutöl konzentrierte Sonne!
Freilich hab ich's bei Tuberkulösen noch nie angewandt, weil die staatliche „Fürsorge" gewöhnlich die Hand auf diese Menschen legt. Doch halte ich es für ein vielversprechendes Mittel beim (chronischen) Husten Jugendlicher, wegen des wunderbaren Hildegard-Wortes:
„Wenn ein beliebiger Mensch hustet . . ."

Beim Wermutöl kommt es vor, daß es die Haut zu stark reizt, wenn man zu viel davon anwendet. Es kommt zu Rötungen und sogar Knötchenbildung, und wenn man dann nicht sofort aufhört, breitet sich (manchmal) ein recht unangenehmer juckender Ausschlag über die ganze Haut aus. Ich weiß nicht, ob nicht diese Überempfindlichkeit gegen Wermutöl - namentlich bei Kleinkindern - mit einer größeren Empfänglichkeit des Organismus für Tuberkulose zusammenhängt, so daß man daraus direkt Schlüsse auf die Brustempfindlichkeit ziehen könnte. Jedenfalls rate ich immer nur wenige Tropfen einzureiben und die Stelle der Einreibung ständig zu wechseln.

Hertzkas Erfahrungen haben sich auch in unserer Verwandtschaft bestätigt:

Bei meiner Schwägerin stellten die Ärzte vor Jahren auch Schatten in der Lunge fest, nachdem im Ort einige TBC-Fälle aufgetreten sind, und viele Personen daraufhin untersucht wurden. Sie wollte die verordneten Medikamente wegen der schweren Nebenwirkungen nicht nehmen und rieb sich mit dem Wermutöl eine Zeit lang jeden Tag ein. Bei einer der vorgeschriebenen Nachuntersuchungen stellten die Ärzte fest, daß ihre Lunge wieder in Ordnung sei.

Die Familie F. aus Linz schreibt mir am 14. 10. 82
„. . . Andreas war monatelang in Spitalsbehandlung wegen einer unheilbaren Hauterkrankung sowie Rippenfellentzündung und „Loch" im linken Lungenflügel, das er durch ärztliche Fehlbehandlung im . . . Krankenhaus bekam. Es war eine Leidensgeschichte: Fast keine Nacht ohne quälende Asthmaanfälle, besonders im November und den Wintermonaten. Andreas, mein Sohn, war damals zwei Jahre alt und litt an der Krankheit unheimlich. Durch (Gottes) Fügung erfuhr ich von der Hildegard-Medizin und schrieb Dr. Hertzka. Er empfahl mir für die Lunge das Wermutöl (2/3 Olivenöl, 1/3 Wermut-

Hertzka. Er empfahl mir für die Lunge das Wermutöl (2/3 Olivenöl, 1/3 Wermutsaft längere Zeit in die Sonne stellen). Die Wirkung war erstaunlich. Ich habe Andreas drei Nächte hindurch, wenn er aufwachte und zu husten begann, mit besagtem Öl eingerieben, einen warmen Fleck draufgelegt, und es war Ruhe. Er bekam keinen Asthmaanfall mehr. Beim Röntgen konnte nichts auf der Lunge gefunden werden".
Preis sei dem Herrn! Alleluja! Mit lieben Grüßen . . .etc."

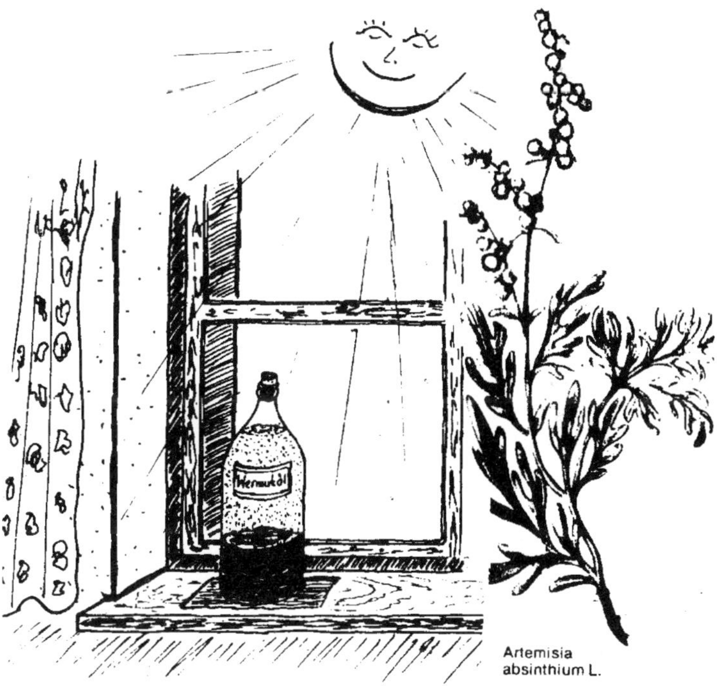

Artemisia absinthium L.

Katarrh

Bei chronischen Entzündungen der Mandeln, des Rachens, des Kehlkopfes sowie bei Rachenkatarrh und Nebenhöhlenentzündungen hat sich die Andornsuppe bewährt. In den beiden letzten Fällen doppelte Menge Andorn (Marzubium vulgare) nehmen.

1 - 2 Eßlöffel bzw. eine Handvoll geschnittenes Andornkraut werden in 1/4 Liter Wasser abgekocht. Das Andornwasser abseihen und zu diesem Wasser die doppelte Menge Weißwein zusetzen. Von dieser Wein-Andorn-Wasser-Mischung etwa 1/3 bis die Hälfte nehmen und mit 2 - 3 Eßlöffel Süßrahm nochmals kräftig abkochen und dieses als warme Suppe essen.

„Oft getrunken, heilt es die oberen Luftwege", schreibt Hildegard.

Melancholie und Depressionen

Menschen, die an Depressionen leiden, sind wirklich arm. Diese Krankheit bringt sie in schweren Fällen fast zur Verzweiflung und manchmal beenden sie ihr Leben sogar selbst. Wenn kein seelischer Konflikt im Vordergrund steht, dann kann mit dem Aronwein oft sehr rasch geholfen werden.

„In welchem Menschen die Gallsucht (Melancholie) wütet, der hat ein überspitztes Gemüt und ist immer traurig. Er trinke oft mit Aronwurzel gekochten Wein. Der vermindert die Gallsucht in ihm, das heißt sie verschwindet und auch das Fieber". (H. v. B.)

Von manchem Biologen wurde die Pflanze als giftig angesehen. Das trifft für die Knollenwurzel sicher nicht zu. Diese wurden früher sogar gekocht gegessen, heißt es im Pflanzen-Lexikon. Auch die Arzneimittellehre von Prof. Posner weiß nichts davon. Das Problem liegt vielmehr in der Beschaffung dieser Knollen. Als mir eines Tages eine Bäuerin ihr Leid klagte, machte ich erstmals diesen Wein. Sie tat mir ganz einfach leid. Wegen jedem Schmarrn weinte sie Rotz und Wasser, getraute sich kaum noch aus dem Haus und brachte mit ihren schwe-

ren Depressionen die ganze Familie „aus dem Häusl". Sie trank von diesem Wein jeden Tag ein paar Schlückchen, etwa eine Woche lang. Nach dieser Zeit sah man die ersten Aufhellungen ihres Gemütszustandes. Nach einer weiteren Woche waren die Depressionen wie in Luft aufgelöst und verschwunden.
Nach Hildegard ist an diesem Leiden die übermäßige Zunahme der sogenannten Schwarzgalle Schuld. Dieses Blutderivat, welches in wechselnder Menge bei jedem Menschen vorhanden ist, ist übrigens auch bei jeder schweren Krankheit beteiligt. Sowohl seelische als auch äußere Einflüsse bewirken die Zunahme dieses Krankheitsstoffes, wie z. B. durch Schockeinwirkung, bei einem Todesfall, Prüfungsangst usw. Dieser Wein reduziert die „Schwarzgalle" im Körper und behebt die Schwermut, echte Melancholie (melancholia agita), depressive Verstimmungen und nervöses Schwitzen.

Frohnaturen können sich oft nicht vorstellen, wie einem deprimierten Menschen zumute ist. Die Kranken finden deshalb von ihren Mitmenschen wenig Verständnis und Mitgefühl, obwohl dieses Leiden sehr ernst zu nehmen ist.

Nasenbluten

„Mache Wein warm, lege einen Karneol (Halbedelstein) hinein und gib diesen Wein (ohne Karneol) zu trinken. Das Nasenbluten wird aufhören".

Nervenkekse

Zusammensetzung für Nervenkekse:

45 g Muskatnußpulver, 45 g Zimtpulver und 10 g Gewürznelkenpulver, 1 kg Dinkelmehl, 1/2 kg Butter, 30 dag Zucker und 4 Eier.
Alles zusammen zu einem Teig kneten, auf dem Brett mit einem Nudelwalker auswalken (dünn). Kekse ausstechen und bei ca. 190° C Kekse backen.
Wofür die gut sind?

„Iß diese oft und alle Bitternis deines Herzens und deiner Gedanken weiten sich, dein Denken wird froh, deine Sinne rein, alle schadhaften Säfte in dir minderer, es gibt guten Saft deinem Blut und macht dich stark". (H. v. B.)

Das Ohrensausen

Das Ohrensausen kann recht verschiedene Ursachen haben. Vor allem wird es aber sehr schwierig zu behandeln sein. In diesem Falle versuchen wir es mit folgendem Mittel:

„Wem die falschen Säfte den Kopf wie umnebeln, sodaß seine Ohren wie das Rauschen von Wasser tönen, der lasse Gundelrebe (Glechoma hederacea) in heißem Wasser kochen, und nach Abdrücken des Wassers binde er es warm um seinen Kopf, und die guten Kräfte dieses Kräutleins mindern die Vernebelung seines Kopfes und

machen das Hören in den Ohren wieder frei“. (H. v. B.)

Die Schilderung erkennt der Betroffene gleich wieder. Das Rauschen des Wassers in den Ohren ist eine der häufigsten Formen des Ohrensausens und der „dumme Kopf“ gehört dazu. Ob dabei der hohe Blutdruck die Ursache bildet oder andere Ursachen den hohen Blutdruck hervorrufen, braucht uns umso weniger zu kümmern, als die Wissenschaft heute auch noch nichts genaueres weiß.

Wenn ich oben von versuchen geschrieben habe, heißt dies, daß ein Hausmittel ruhig eingesetzt werden kann, ohne daß dabei etwas riskiert wird. Nur hüte man sich vor Zugluft, wie sich das bei einer nassen Kopfpackung von selbst verstehen müßte. Zuerst macht man es jeden zweiten Tag, dann immer seltener, bis die Ohren wieder frei sind. Eine Kleinigkeit sollte nicht übersehen werden: Das Gundelrebenkraut wird gleich in heißes Wasser gegeben und gekocht. Also nicht kalt ansetzen.

Gundelrebe

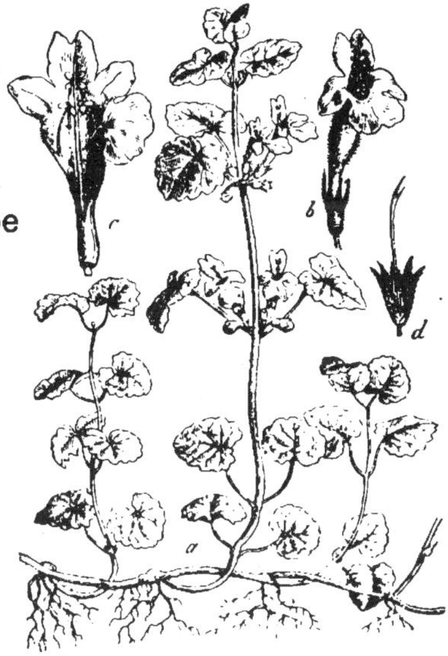

Ohrenschmerzen

Sammle von früh bis (spät) mittags den Saft der aus dem Rebstock fließt, gebe Olivenöl dazu und Du hast ein vorzügliches Hausmittel gegen Ohrenschmerzen.
Dieses unentbehrliche Mittel bei Ohrenschmerzen und beginnender Mittelohrentzündung wird **nicht in die Ohren** gegeben, sondern rund um die Ohren eingerieben.

Sinngier

„Wenn einer in Sinnlichkeit entbrennt, dann bestreiche er seine Brust und seinen Bauch mit Myrrhe, und das verscheucht in ihm den Überfluß der Sinngier".

Myrrhe wirkt, wo kein anderes Mittel ein allzustarkes Brennen zu löschen vermag. Die Wirkung hält für Stunden, kritische Stunden an. Nicht länger. Die Libido ist ein Krankheitszustand, ein über das Maß des Gesunden hinausgehendes, vorübergehendes sich Übersteigern.

Venenentzündung

Bei Venenentzündung macht man Brennesselumschläge mit Hanfeinband. Schön gekämmten Seilerhanf in Brennesseltee eintauchen, über das betroffene Glied wickeln und ein Leintuch darübergeben.
Zur Nachbehandlung reibt man das Glied mit Mariendistelsaft oder -tinktur ein. Die Mariendistel hilft bei allen Venenleiden, wie z. B. Krampfadern. Die Beine werden kräftig und die Venen straffer. Das Überdehntwerden der Venen geht zurück. Dieser Saft (oder die Tinktur) nimmt auch die Schmerzen.

Bei besonders heiklen Themen, wie z. B. Frauenleiden, gebe ich die Feder Dr. Hertzka.

Wechseljahr-Beschwerden

Von Hildegard-Freundinnen wurde eine generelle Stellungnahme zu den Problemen der Frau in den Wechseljahren gewünscht. Als Krankheit kennt Hilde-

gard dieses Leiden nicht. Die in den Wechseljahren auftretenden Beschwerden werden wie andere Krankheiten behandelt. Es kommt also auf die Einzelheiten an. Die relativ häufigen Depressionen kann man fast bei allen betroffenen Frauen voraussetzen. Hier helfen der Aronwein und die Nervenkekse. Die körperlichen Zeichen, die Wallungen und Schweißausbrüche behandelt man mit Weinraute, deren frische Blätter nach dem Essen gekaut werden. (Ruta graveolens)

Wesentlicher als alles dies scheint mir die Hildegard-Angabe, daß eine große Zahl von Leiden bei zu frühem Aufhören der Monatsregel entstehen. Diese uralte medizinische Lehre, die zur Zeit allerdings von der offiziellen Medizin verlassen wurde, ohne daß man sich um stichhaltige Gegengründe bemüht hätte, besteht offenbar zu recht. Es wird also viel daran liegen, ein vorzeitiges Aufhören der Regel zu verhindern. Entsprechend den vier Grundformen des weiblichen Körperbaues kommen vier Behandlungen dafür in Frage, wozu ich nur zwei, die zwei einfachsten bringe:

Die Liebstöcklsuppe

Man nehme drei Eier, 2 Eßlöffel Butterschmalz und 1 Eßlöffel Liebstöckelsaft (Levisticum off. = Maggikraut) und koch daraus eine Suppe. Salzen und Einlagen erlaubt, nur keine anderen Gemüse. Diese Suppen vor und nach den Mahlzeiten (zusätzlich) einnehmen. Die angegebenen Zahlen sind Verhältniszahlen. Man kann von jedem auch entsprechend weniger nehmen oder die Menge auf zwei Tage verteilen.

Die Diät

Das zweite betrifft die Diät. Vor allem gilt es, Rindfleisch und grobe Kost zu meiden, das heißt z B. Roggenbrot, Selchfleisch, schwere Knödel und Schmalz-gebackenes. Weiters kein Lauchgemüse, keine Erdbeeren und Blaubeeren, keinen Rotkohl (Rotkraut) zu sich zu nehmen. Kuchen und Wohlschmeckendes, namentlich Geflügel (nicht Enten und Gänse), Eierspeisen, Auflauf, Milchreis und ähnliches ist erlaubt. Auffallenderweise verbietet Hildegard das Trinken von Wasser, wozu auch Mineralwasser und die so beliebten Sprudel gehören. Allein dadurch könnte manche Frau schon vor späteren Schwierigkeiten verschont bleiben. Wein ist erlaubt. Entsprechend der Hildegard-Regel immer mit etwas Wasser mischen!

Wundbehandlung

Zuerst offene Wunde mit Wein reinigen. Dann in Wasser abgekochtes Schafgarbenkraut in ein Leintuch einschlagen und warm auf die Wunde legen. Beginnt's zu heilen, dann legen wir das abgekochte Schafgarbenkraut direkt auf die Wunde.
Bei inneren Verletzungen (auch nach Operation) nimmt man das pulverisierte Schafgarbenkraut in warmem Wasser ein. Wenn es besser wird, das Pulver in warmem Wein einnehmen, bis zur Heilung.

Erste Hilfe bei

Zahnweh!

Es gibt einige Hildegardmittel gegen Zahnschmerzen. Das mit Abstand einfachste Mittel gegen üble Zahnschmerzen ist der „kleine Aderlaß". Nach Hildegards Ansicht verursachen „zusammengezogene, schlechte Säfte um den Zahn herum" diese Schmerzen. Damit diese „schlechten Säfte" ausfließen können, sticht man mit einem Dorn (von der Brombeerstaude oder einer Rose, oder mit einer sterilen Nadel) oberhalb des schmerzenden Zahnes in das Zahnfleisch. Am besten auf beiden Seiten, also vorne und hinten. Bei den quälenden Zahnschmerzen kommt es auf den kleinen Schmerz dieses Stiches auch nicht mehr an. Man muß so tief in das Zahnfleisch hineinstechen, daß etwas Blut ausfließt. Oft hören die Schmerzen schon nach kurzer Zeit auf. Sie verbringen jedenfalls keine schlaflose Nacht und brauchen keine betäubenden Pillen einnehmen. Der Zahnarzt bohrt den Zahn an, wir stechen das Zahnfleisch an. Ob die „schlechten Säfte" seitlich oder durch den aufgebohrten Zahn ausfließen, bleibt sich eigentlich gleich. Seitlich anstechen ist auf jeden Fall unkomplizierter, wenn nicht sogar zielführender.

Obwohl ich diesen „Trick" wußte, fiel er mir nicht ein, als ich einmal Zahnschmerzen hatte. Ich war überzeugt:

„Der Zahn muß raus, und morgen früh sitze ich als erster Patient im Wartezimmer des nächstbesten Zahnarztes". So Zahnschmerzen können einem wirklich den „Nerv ziehen". Erst in der Nacht „dämmerte" es mir, ich könnte ja den „kleinen Aderlaß" machen. So schnell war ich noch nie aus dem Bett. Auf und raus in den Garten. Irgendwo erwische ich schon so einen Dorn. Au, da ist einer. So, nun probierst es gleich einmal aus. Den Dorn ganz vorsichtig, daß man ihn auch wieder ganz herausziehen kann, in das Zahnfleisch gedrückt und gleich nochmal auf der Innenseite, sodaß es blutete. Den Mund ausgespült und wieder zu Bett gelegt. Ich bin nicht sofort eingeschlafen, aber doch ziemlich bald. Am Morgen verspürte ich keinerlei Schmerzen mehr, und sie kamen bis heute nicht wieder. Das funktioniert nicht nur bei mir, das funktioniert auch bei Ihnen. Und wenn Sie nicht leichtfertig Ihre guten Zähne verlieren wollen, sollten Sie bei Zahnschmerzen unbedingt zuerst diesen „kleinen Aderlaß" versuchen. Sie haben den Vorteil, dem Zahnarzt sagen zu können: „Mir tut kein Zahn weh, aber sehen Sie doch einmal nach, ob alle in Ordnung sind!" Das kann sie in die Lage bringen, bis in das hohe Alter ihre eigenen Zähne zeigen zu können. Nicht wie auf einer Perlenkette aufgefädelt, nein, Sie brauchen nur ein wenig zu lächeln.
Zu einer gesunden Zahnpflege gehört die morgendliche Reinigung mit **kaltem** Wasser! Einen Schluck kaltes Wasser - sogleich nach dem Erwachen - eine kleine Weile im Munde behalten und sich anschließend mit **diesem** Wasser die Zähne putzen. Da bleiben sie hart und gesund. Warmes Wasser macht die Zähne weich und anfällig. Keine Sorge, das sind keine persönlichen Recherchen und Ideen, sondern alles Aussagen der Hl. Hildegard.

Gerste als Kosmetikmittel

Schönheitsmittel sind bei Hildegard dünn gesät. Eines davon ist das Gerstenbad. Wäscht man sich das Gesicht oft mit Gerstenwasser (3 Eßlöffel Gerste in 2 ltr. Wasser aufkochen), so erhält man eine witterungsunempfindliche, kräftige, schöne und gesunde Haut.

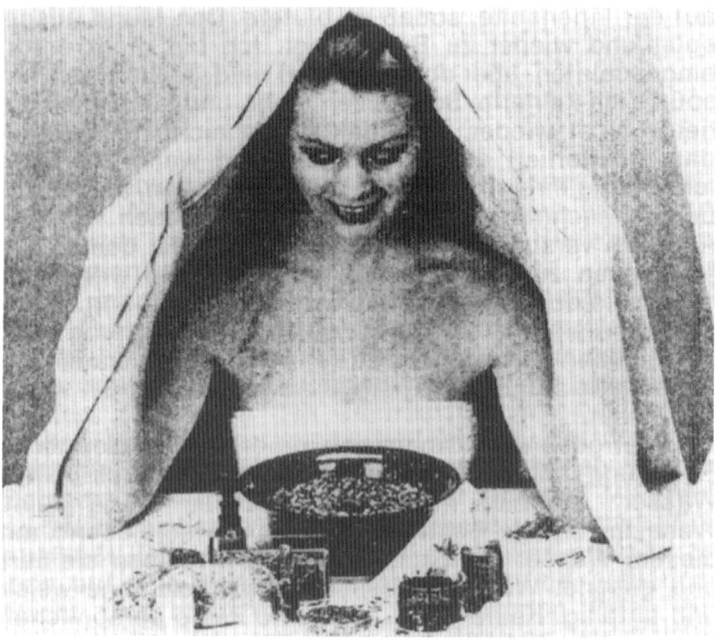

Heilmittel aus dem Tierreich

Die Naturheilkunde ist bei Hildegard nicht auf die Anwendung von Heilkräutern beschränkt, wie wir schon erfahren haben. Neben dem Pflanzenreich steht das Tierreich mit einer ebenso großen Fülle an perfekten Heilmitteln. Diesen Bereich erschließt uns bisher nur Hildegard v. B. Sowohl in Kombination mit der Pflanzenwelt als auch Tieringredienzien für sich allein, bereichern unsere Hausapotheke. Was nicht in den Salbentiegel kommt, kommt aus der Pfanne als delikates Heilmenü. Ebenso wie wir beim Obst und Gemüse schon erfahren haben, müssen wir auch bei den Tieren zu unterscheiden lernen. So ist es z. B. nicht egal, ob wir für eine Salbe Ziegenbockstalg oder Hirschtalg verwenden. Wenn Bärenfett verlangt wird, muß es eben Bärenfett sein. In einem anderen Rezept verlangt sie Hirschmark. Das hat natürlich alles seinen Sinn und ist nicht mit einer x-beliebigen Salbengrundlage abgetan.

Weil es in vielen Fällen nicht mehr ganz einfach ist an diese Rohstoffe heranzukommen, wird es derlei Salben nicht so bald en gros geben. Wenn ein Kranker hingegen weiß, das würde ihm helfen, ist es für einen einzelnen Menschen oft leichter, die relativ geringen Mengen für den Eigenbedarf irgendwie aufzutreiben. Einen gutgesinnten Jäger findet man bald, der einem die Röhrenknochen des erlegten Hirschen überläßt, um für die Arthritis eine Salbe machen zu können. Hingegen findet sich nicht so leicht jemand bereit, zentnerweise Hirschknochen auszuhöhlen, um an das Mark heranzukommen.
Im nächsten Kapitel machen wir einen kurzen Blick in das Tierreich. Vielleicht warten schon viele darauf, einmal zu erfahren, was hier alles gesund und nützlich ist, denn bisher gibt es darüber ja noch recht wenig ernstzunehmende Unterlagen. Nachdem Sie inzwischen an Überraschungen ja schon gewöhnt sind, dürfen Sie dieses Kapitel mit Ruhe und Gelassenheit aufschlagen.

Das Schaf

„Sein Fleisch - ob Widder oder Lamm - ist Gesunden und Siechen gut zu essen". (H. v. B.)

Schöpsernes gewinnt bei uns erst in jüngster Zeit ein wenig an Zugkraft. Auch wissen bisher nur wenige Menschen, wie gesund dieses Fleisch ist. Man sollte es - so Hildegard - im Sommer schlachten, weil es dann die Hitze (des Sommers) wärmt. Im Winter taugt das Schaffleisch weniger zum Essen, weil es - wie der Winter - kalt ist. Diese Regel sollten wir beachten.

Manche Forscher erforschen die Lebensgewohnheiten besonders gesunder Völker oder Stämme, um herauszufinden, was für ihre kernige Gesundheit wohl entscheidend ist. Dabei schneiden arme und einfach lebende Gruppen immer am besten ab. So zum Beispiel die Nomaden. Sie treiben ihre Schafherden von einer Weide zur anderen und leben nicht nur mit, sondern auch von diesen Tieren. Und wie wir inzwischen erfahren haben, ist deren Fleisch gesund. Wozu es sonst noch gut ist?

Es dient gegen:

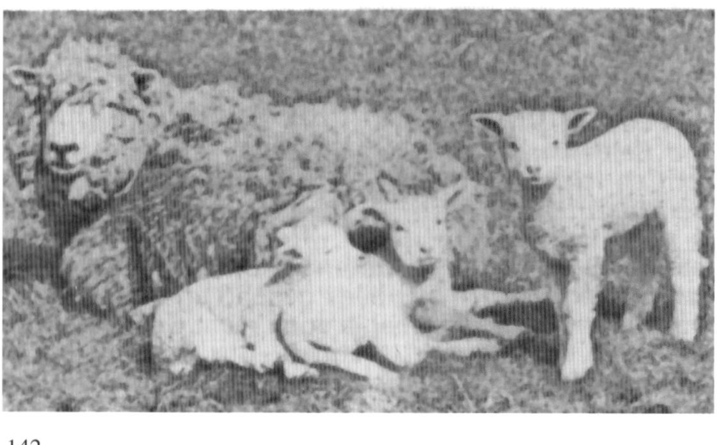

Durchblutungsstörungen

„Wer am ganzen Leib schon versagt und dessen Venen verwelkt sind, schlürfe oft vom Saft des Schaffleisches und der Suppe, worin es gekocht wurde und esse auch etwas vom Schaffleisch und wenn er erstarkt, sogar hinreichend davon, wenn er will". (H. v. B.)

Ist da noch jemand, dem etwa Schaffleisch nicht schmeckt? Wenn das ein Nationaltrainer lesen würde, gäbe es für die Mannschaft 5 x in der Woche Schaffleisch. Wenn es jene Schwachen auf die Beine bringt, denen schon der ganze Leib versagt, wie stark müssen dann die Profis werden?

Und Omi, was ist mit Dir? Kannst Du auch nicht mehr auf die Beine, hast Du auch Durchblutungsstörungen und Krampfadern? Wie wär's, wenn Du statt des Schweinsbratens öfters eine Schafsuppe essen würdest? Dann wirst Du bald nicht mehr über kalte Füße und „tote" Hände klagen. Vielleicht verschwinden sogar Deine „verwelkten" Venen, die Krampfadern.

Woher kommen wohl die Durchblutungsstörungen? Doch von nicht mehr ganz intakten Blutgefäßen! Wenn zu wenig durchblutet wird, wirds kalt rundherum.

Für den Magen

„Der Mensch esse reichlich und oft von der Leber des Schafes. Sie mindert den Schleim in ihm und reinigt den Unrat des Magens". (H. v. B.)

Eine Überraschung nach der anderen. Da vegetiert ein Heer Magenkranker, die nicht wissen, was sie essen sollten, weil sie dies und jenes nicht vertragen. Jetzt haben sie ohnehin schon alles Schmackhafte gestrichen, leben von einer Hungerdiät, die keine Kraft mehr gibt und doch wird nichts anders. Also, liebe Hausfrau: Wenn Sie wieder einmal auf den Wochenmarkt kommen, besorgen Sie sich einmal Schafleber und machen Sie davon entweder gute Leberknödel oder eine „Saure Leber“ für den oder die Magenschwachen in der Familie. Erwarten Sie nicht, daß dies der Hausarzt oder die Diätassistentin weiß. Über die Hildegard-Medizin wissen jene, die für unsere Gesundheit verantwortlich sind, noch sehr wenig oder gar nichts. Zur Zeit gibt es nur die Selbsthilfe.

Atemnot und Husten

Wenn Sie als Hildegardfreund einmal Bekannte zu einer Wildpartie einladen und einer mit der Ausrede kommt: „Ich kann nicht, ich habe eine volle Lunge und Husten“, dann soll er erst recht mitkommen, denn:

„Wer in der Brust hustet und seinen Atem schwer einzieht und ausstößt aber keine Schmerzen in der Lunge hat, esse häufig dessen Lunge, und er wird es in der Brust leichter haben“. (H. v. B.)

So ein Schafbeuschl ist genau das Richtige für den röchelnden, „pfosenden“ und keuchenden Bekannten. Der soll gleich ein verschließbares Gefäß mitnehmen und das ganze Beuschl kaufen. Wie oft wissen die Hausfrauen nicht, was sie mittags kochen sollten. Nehmt neben Schaffleisch auch das Beuschl mit nach Hause! Sagen Sie ruhig, das sei für ihren „Schatz“. Dann wird Ihnen der Mann hinter der Fleischbank das Beuschl sogar schenken, in der Meinung, es sei für Ihren Hund. Die Leber bekommen Sie dann noch als Draufgabe. Was weiß heute ein Metzger über die Qualitäten der Innereien des Schafes.

Das Schaffell

Schaffelle sind eine gute Kleidung für den Menschen, weil sie weder Übermut noch Sinngier noch Seuche ein-

bringen, wie etwa die Felle anderer Tiere. Daher übergab auch Gott Adam Kleidung aus dem Fell des Schafes... (H. v. B.)

War zu Omas Zeiten die Welt vielleicht noch deshalb in Ordnung, weil man fleißig Pullover, Fäustlinge und Socken aus Schafwolle gestrickt hat? Es war ganz sicher eine der gesündesten Kleidungen. Wie froh waren die Soldaten in Rußland, wenn sie von zu Hause schön warme Socken oder Handschuhe erhalten haben. Ein Stück vertraute Wärme mit einem Hauch Geborgenheit und Freiheit. Sicher erleichtert die Bekleidung aus Schafwolle auch die Erziehung der Kinder. Sie werden nicht so leicht übermütig und haben vielleicht auch in der Pubertät weniger Probleme. Hier etwas beweisen zu wollen, fällt freilich schwer. Doch glaube ich Hildegard auch dann, wenn eine Sache einmal nicht so „klar auf der Hand" liegt.
Also: Gebt die alte Synthetikkleidung dem Lumpensammler und beginnt wieder mit Schafwolle zu stricken. Noch ist es keine Schande, wenn auch Frauen stricken.

Die Ziege

Wenn man sich ein wenig in die Materie der Hildegard-Bücher vertieft, kommt einem erst richtig zum Bewußtsein, wieviel Wasser heutzutage bergauf fließen muß.
Ausgerechnet das ungesündeste Fleisch, das Schweinefleisch wird in Massen produziert. Das Schaf- oder Ziegenfleisch wartet vergebens auf Käufer. Reh und Hirsch

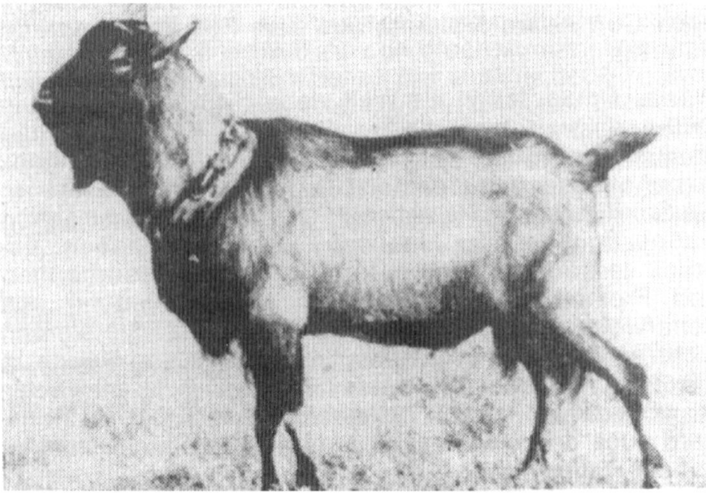

sind zum Waldschädling erklärt und unwürdig sich breit machen zu dürfen. Ein paar Gustostückerl für die Jagd, ja und ein paar im Zoo für die lieben Kinder. Sonst noch Wünsche! Also. Wen wundert es, wenn der Ruf nach Umweltschutz immer lauter wird. Jene irren sich, die glauben, dies sei eine Mode, die ebenso rasch verschwindet wie sie kam. Wenn Topmanager ihren Topposten mit Topeinkommen über Nacht links liegen lassen und mit einer Minilandwirtschaft zu glücklichen Selbstversorgern werden, dann haben sie eben eingesehen, daß man ein goldenes Kalb nicht essen kann. Sie züchten heute Schafe und Ziegen, leben bescheidener, aber glücklicher. In der Annahme, daß es allen Schaf- und Ziegenhaltern nur nützen kann, wenn sie mehr über den Wert dieser Tiere erfahren, merken wir uns, was Hildegard dazu sagt.

„Die Ziege hat sehr plötzliche Wärme und ein haltloses Wesen. Das Fleisch ist Gesunden und Kranken gut zu essen.

Wenn einer in der Lunge Schmerzen hat, trinke er häufig Ziegenmilch und er wird geheilt. (!)

Eine kräftige Ziege kann bis zum August gegessen werden; der Bock ist im August gut zu essen; die Kitzen ob Böcke oder Zicklein taugen dem Menschen bis in den Herbst.

Wenn Ziegenfleisch oft gegessen wird, heilt es gebrochene und zerriebene Eingeweide und heilt und stärkt den Magen des Essers".

Ich kann mich noch gut erinnern, wie mir eine sehr feine Dame vor Jahren geklagt hat, sie habe so brüchige Eingeweide. Bis zu diesem Tag wußte ich gar nicht, daß es so etwas gibt und mußte sie vertrösten, erst in den Büchern Hildegards nachsehen zu müssen, ob es dafür etwas gibt. Das Ziegenfleisch hilft nicht nur bei brüchigen Eingeweiden, sondern stärkt und heilt auch den Magen. Wenn Hildegard sagt, es heilt, dann ist eine vollkommene Heilung gemeint. Dabei stellt sie gar keine Bedingung, woran der Magen krankt. Die Ziege muß ganz besonders magenfreundlich sein, denn noch ein zweites Mal erwähnt Hildegard diese heilende Eigenschaft:

„Welcher Mensch Magenschmerzen hat, brate oft Ziegenleber und esse sie oft bis Mitte August. Es reinigt und heilt seinen Magen wie ein Heiltrunk". (!)

Wie wir noch hören werden, ist fast jede Leber gesund. Sei es die Leber von der Gans, vom Reh, Schaf oder Ziege. Ja selbst die Schweineleber ist für ganz schwache Menschen gesund.
Dieses Entgiftungsorgan hat viele gute Eigenschaften. Dank einer gesunden Leber im eigenen Leib können wir auch noch mit den Umweltgiften fertig werden.
Nun komme ja kein kluger Gastwirt auf die Idee und versuche seinen Umsatz durch eine „hildegardische" Spei-

sekarte zu heben. Nach unserem Lebensmittelgesetz sind nämlich Heilanpreisungen verboten. Es wird auch nicht als Kavaliersdelikt sondern durch ein gerichtliches Strafverfahren geahndet, wenn man dagegen verstößt. Sie dürfen also auf Ihre Speisekarte nicht schreiben: Menü: Ziegenleber - sehr gesund. Oder gar: Heilt Magenleiden. Merken Sie sich: Nahrungsmittel dürfen nicht als gesund erklärt werden. Vielleicht sollten sie gar nicht gesund sein? Ich weiß es nicht. Warum es ein Verbrechen sein soll den Konsumenten auf eine Klassifizierung und den gesundheitlichen Wert hinzuweisen, darauf weiß ich leider auch keine befriedigende Antwort. Wir verstehen davon wahrscheinlich nichts.

Wie Sie sehen, der Ziegenbraten wirkt schon. Noch kaum verdaut, und schon fängt man an zu meckern.

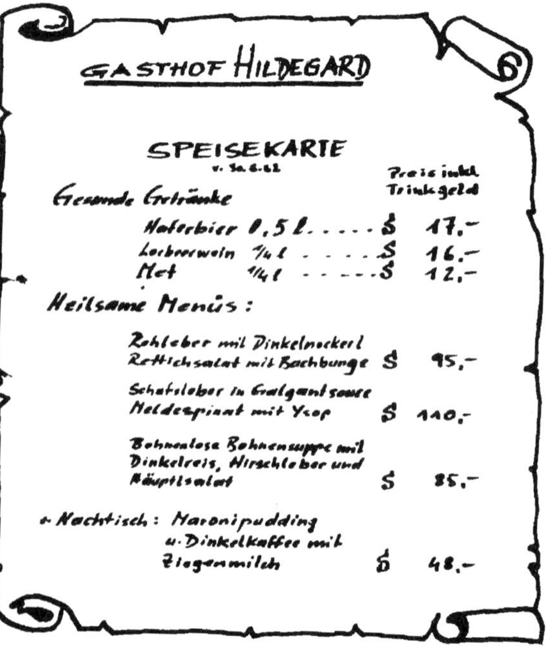

Zur Wildpartie am Abend?

Hildegard von Bingen kann uns in so manchen Aussagen richtig schockieren. Ich glaube, das können Sie mir inzwischen bestätigen. Andererseits wird sie uns wieder richtig sympathisch, weil sie uns gut essen und trinken, ja fast „schlemmen“ läßt.

Bei den herbstlichen Wildpartien und Wildwochen wird es richtig hildegardisch. Je öfter Wild, umso besser. Mit „schlemmen“ meine ich hier natürlich nicht, „sich in Unmäßigkeit den Bauch vollschlagen“, wo doch gerade das rechte Maß bei Hildegard sozusagen oberstes Gesetz ist. Vielmehr möchte ich darauf hinweisen, daß es bei Hildegard auch richtige Leckerbissen gibt, die wir unbeschadet genießen dürfen, ja, die sogar für unsere Gesundheit nützlich sind.

Ergibt sich die Gelegenheit, so verzichtet einmal auf das häusliche Abendessen bei Wurstbrot und Kräutertee. Schlüpft in die Krachlederne - Madame in das feingestickte Trachtenkostüm - und geht zur Wildpartie auf einen saftigen Hirschbraten und ein Vierterl Wein.
Wer hat Ihnen denn eingeredet, am Abend soll man nichts mehr essen? Nach Hildegard ist es nicht verboten. Beim Frühstück, ja da wird aufgetragen: Kaffee, Schinken, Butter, Käse, Eier und ein Korb voll Semmeln. Darf ich Ihnen dazu die Ansicht Hildegards sagen?

„Einen körperlich gesunden Menschen ist es gut und heilsam für eine ordentliche Verdauung, daß er sich des Frühstücks enthält bis kurz vor Mittag oder um Mittag herum“.

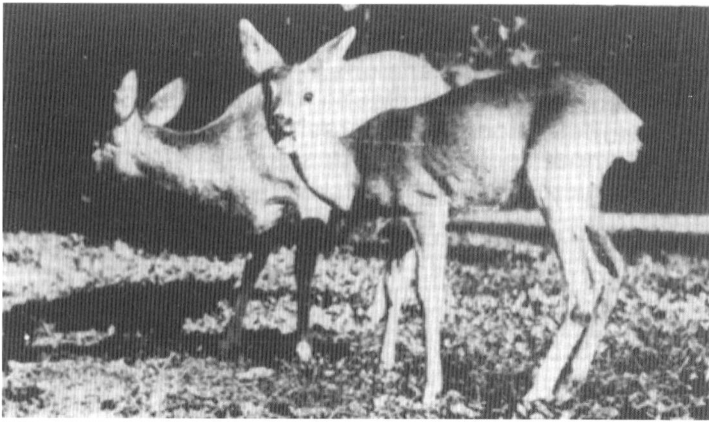

Das Reh

„Das Fleisch ist gesunden und siechen Menschen gut. Wenn aber einer oft von diesem Fleisch ißt, reinigt es ihn von Schleim und Unrat.
Wer von ‚Vicht' geplagt wird, esse oft von seiner Leber und es verzehrt in ihm die ‚Vicht'".

Wie oft fragen kranke Menschen: „Glauben Sie, darf ich dies und jenes essen?" Aus Angst davor, es könne ihnen ein ordentlicher Braten schaden, essen sie nur dünne Süppchen und werden immer kraftloser. Also: Rehbraten dürfen Sie essen, auch als Kranker. „Das Fleisch ist gesunden und siechen (kranken) Menschen gut". Mit anderen Worten: Es ist ein Diätfleisch. Man darf es sogar oft essen, dann wirkt es sogar reinigend.
Die (gekochte) Rehleber verzehrt sogar das ‚Vichtleiden'. Was das bedeutet, wissen Sie bereits - die Praekanzerose. Das Rehfleisch ist nach Hildegard deshalb gesund, weil es nur saubere Weide frißt.

Rehleder

Als Junggeselle hatte ich immer zwei Taschentücher eingesteckt. Eines zum Schuhputzen um nicht in Verlegenheit zu kommen und das zweite - blütenweiß - für die Nase. Wenn dann beim Waschen die Schuhcremeflecken nicht herausgingen, gab es Rügen: „Wie kann man nur ein wertvolles Taschentuch zum Putzen von Schuhen verwenden".
Heute frage ich Sie: Womit striegeln Sie Ihren Wagen ab? Doch nicht mit Rehleder, oder? Wie kann man nur das wertvolle Rehleder für so niedrige Dienste verwenden? Wissen Sie denn nicht wofür es gut ist?

„Aus dem Leder aber fertige der Mensch einen Gürtel und Handschuhe und eine Art Hemd und ziehe es über der Haut oder über einem Leinenhemd an und dieweil (es getragen), wird ihm keine ernstliche Seuche schaden".
(H. v. B.)

Das paßt genau in unsere derzeitige ‚Biowelle'. Viele Menschen wollen biologisches ‚Obst und Gemüse', biologisch bauen und wohnen. Warum nicht auch ‚biologisch' kleiden, vor allem gesunde Materialien für Kleidung verwenden?
Wer eine gesunde Kleidung tragen will, lasse sich Jacke, Gürtel und Handschuhe aus zartem Rehleder anfertigen. Das sichert Arbeitsplätze und Ihre Gesundheit.

2 x Gans und 1 x ganz anders!

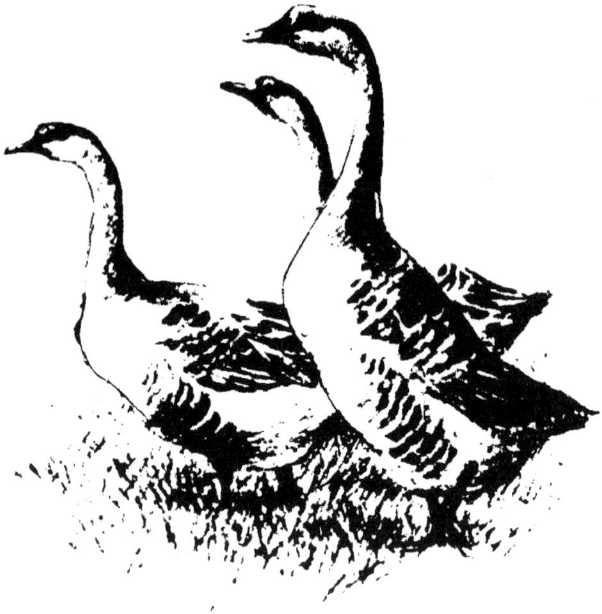

Was soll das nun wieder heißen? Geduld, das will ich Ihnen ja gerade erklären. Ob Enten und Gänse wohl gesund sind, was meinen Sie? Als geübter Gedankenleser „sehe“ ich, was Sie nun denken: Beim Reh hat es geheißen, sein Fleisch ist gesund, weil es reine Weide frißt. Ein verwöhntes Feinschmeckermäulchen. Und die Gans, was geht durch deren Schnabel? Mal Gutes, mal weniger Gutes - was man ihr eben füttert: Sie müßte demnach zumindest genießbar sein. Wenn Hildegardfreunde so zu denken beginnen, machen wir langsam Fortschritte. Denn, ob ein Tier für den Menschen genießbar oder ungenießbar ist, macht unsere Lehrmeisterin nicht selten unter anderem auch davon abhängig, wovon es sich ernährt. Genauer gesagt, was sich das Tier in der freien Wildbahn sucht und gerne frißt. Wenn ein gebackenes Huhn eher nach Fisch schmeckt, so liegt das nicht an der Geschmacksverirrung des Huhnes, sondern an der Geldgier der Menschen. Zu tausenden auf engstem Raum zusammengepferchte Mastfütterung, womöglich sogar vom „Herrn Computer" gesteuert, ergibt zwar Fleischfabriken, hat aber mit der Natur und dem Wesen dieser „Produkte" nicht mehr viel zu tun. Da schmeckt alles gleich scheußlich, wässrig, fad und nach Chemie. Diese „neue Schöpfung" ist gerade in unserem so gelehrigen Jahrhundert bezeichnend dafür, wie unbelehrbar wir Menschen sind. Wenn wir hier vom Wesen und der Brauchbarkeit der dummen Gänse schreiben, so meinen wir die ganz unbeschwert in der natürlichen Umgebung aufgewachsenen Geschöpfe Gottes.

1 x die Hausgans

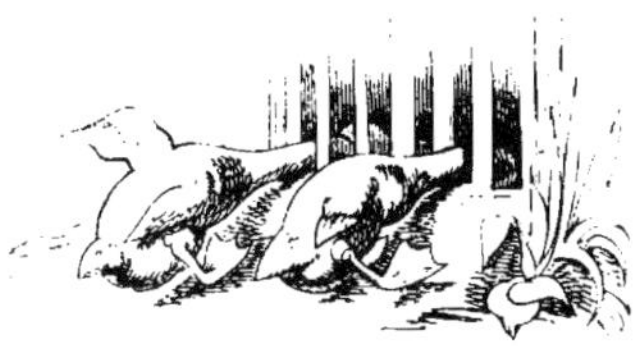

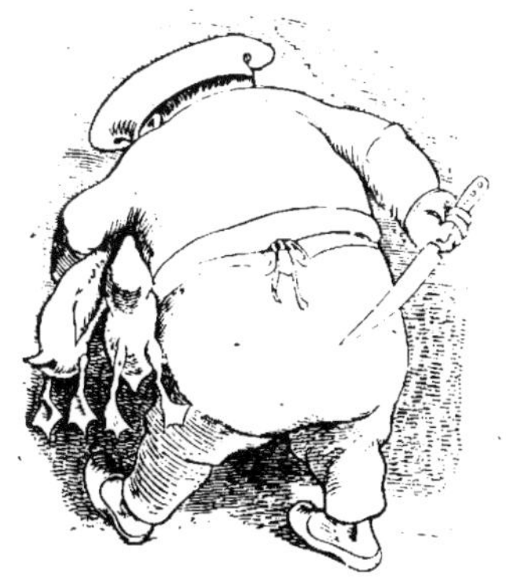

Hildegard sagt, sie verzehrt saubere und unsaubere Weide. Wegen diesem zweifachen Wesen taugt sie für Kranke nicht. Ein gesunder Mensch kann das Fleisch aber doch vertragen, wenn . . . ja, wenn sie richtig zubereitet wird. Daran liegt's. Die richtige Zubereitung beginnt mit einer 2-3 tägigen Fastenkur (der Gans): **„Laß sie zwei oder drei Tage sehr hungern damit die Unsäfte in ihr sich verflüchtigen und füttere sie dann nur mit Getreide"** . Was? Erst Abmagerungskur - und dann nur Getreide? Mastbetriebsinhaber werden vielleicht nicht begeistert sein, weil die Tiere dann weniger wiegen. Weniger Gewicht heißt ja auch weniger Geld.

Wie geht es nach Hildegard nun weiter: **„Hernach werde sie am Feuer gebraten und dabei mit Salbei und anderen guten Kräutern** (z. B. Ysop, Bohnenkraut, Krauseminze Anm. d. V.) **gefüllt und von deren Saft durchtränkt und durch einen Wedel dauernd mit Wein und Essig besprengt".**

Die Gans wird nicht gekocht, sondern gebraten. Auch soll auf eine Teigfüllung zugunsten der Kräuterfüllung verzichtet werden. Warum? **„damit sie von dem gesunden Saft der Kräuter durchtränkt wird"**. So wird die Gans geschmackvoller und gesünder. Zur Bereinigung der schlechten Säfte dient die dauernde Besprengung mit Wein und Essig. **„. . . damit all ihr Blut ausfließe, dessen Fettgehalt (Blutfett) nicht gegessen werden soll, da es den Magen durch sein von Unsäften stammendes Fett krank macht".**

Sucht in allen Kochbüchern und zeigt mir eine gleichwertige Beschreibung!

Weshalb eine Gans nicht gekocht werden soll begründet Hildegard damit:

„Weil ihr die Unsäfte durch Wasser nicht in gleichem Maße entzogen werden als beim Backen. Gekocht ist sie eine üble Speise!"

Soweit 1 x die Gans und 1 x ganz anders als sonst. Würden alle Weihnachtsgänse so zubereitet, dann wären in diesen Tagen sicherlich weniger Krankenwagen mit Blaulicht unterwegs. Nun zum Gänschen Numero zwei:

Die Wildgans

Gans ist Gans und alle sind gleich dumm, möchte man mein-ein. Anders nach Hildegard: Die Wildgans ist im Gegensatz zur Hausgans gesund. Sie ist nicht nur für Gesunde gut zu essen, nein auch für Kranke: Hildegard muß wohl unsere verdutzten Gesichter vorausgesehen haben und sagt uns auch warum:

„Die Wildgans ist hurtig im Flug und müht sich mit Fliegen ab und ist deshalb Siechen und Gesunden gut zu essen“. Da schau, am Fliegen liegt der Unterschied. Die Wildgans müht sich im Fliegen ab, das heißt sie verbraucht wesentlich mehr Energie und ist nicht so schwer und fett. Die Hausgans hingegen ist träge und fett und fliegt auch nicht. Weil sie unsaubere Weide frißt muß sie allerdings ebenso zubereitet werden wie die Hausgans.

Gänseleber eine Spezialität

Sagte ich nicht schon, bei Hildegard dürfen wir manchmal so richtig „schlemmen“? Bekanntlich ist die Gänseleber eine Rarität auf Speisekarten und gilt als „Spezialität: Etwas für die „oberen Zehntausend“. Nein - Die Wildgansleber essen wir auch. Das hat natürlich einen guten Grund:

„Wer von Vicht Schmerzen leidet, koche ihre Leber und esse sie oft und er wird es besser haben“. Im Klartext: Abbau der praekanzerösen Stadien!

Da bekommen wir glatt wieder Respekt vor Hildegard.

„Wer Husten hat, esse oft ihre gekochte Lunge und der Husten endet“. So bestimmt, selbstverständlich und locker sagt sie: „...der Husten endet“. Ob sie das jemals ausprobiert hat? Sicher nicht. Das ist Wissen aus der Allwissenheit Gottes.
Noch ein Beispiel?

Die „Ganslsuppe“

„Gegen Magenschmerzen nimm eine Hagelgans (Wildgans) ohne Kopf und Eingeweide, koche den übrigen Leib stark in Wasser, nehme ihn dann aus dem Wasser, trenne alle Knochen vom Fleisch, zerstampfe das Fleisch im Mörser, winde allen darin enthaltenen Saft durch ein Tuch aus und bereite mit diesem Saft und etwas Feinmehl (Dinkelmehl) eine Suppe. Diese schlürfe nüchtern und ohne daß er's merkt, nimmt sie seinem Magen Schleim und Unsäfte leichtlich weg“. (H. v. B.)

Ein Walfisch gefällig“

Das wär doch was: Im Nadelstreif nach dem Theater in ein Wiener Nobelrestaurant auf ein schmackhaft serviertes Stück Walfischsteak zu gehen.
Und der Grund dafür: zur Rheumabehandlung!

„In diesem Fleisch ist solche Stärke, daß es gegessen mit allen widrigen und mangelhaften Säften fertig wird. Das Fleisch dieses Fisches ist gesund, und gesunden wie siechen Menschen gut zu essen, und die Luftalben fliehen voll Entrüstung vor seiner Stärke.
Wer vergichtet ist, esse oft dieses Fleisch, und die Gicht in ihm wird weichen“. (H. v. B.)

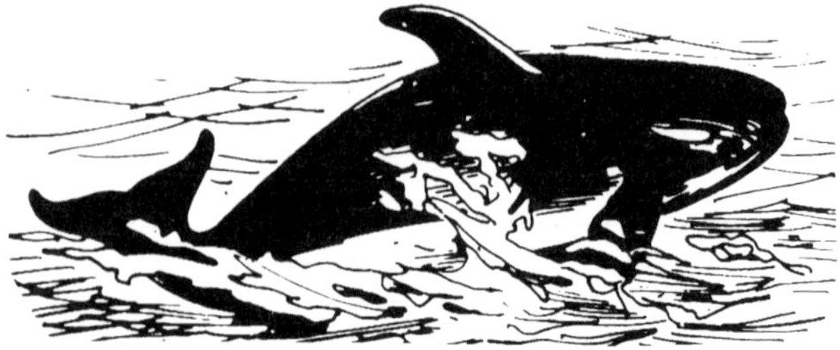

Dies und noch viel mehr schreibt Hildegard über den Wal. Aber woher nehmen? Ja ein wenig Glück muß man beim

Abenteuer „Hildegard“ schon haben, dann findet man in den Regalen mancher Supermärkte sogar Walfischfleisch.

Ich muß es an dieser Stelle einmal sagen: Wir haben viele begeisterte und überzeugte Hildegard-Freunde. Diese gleiche Gesinnung und Freude bildet untereinander einen Freundeskreis. Ob nun einer „neu“ ist oder schon länger von Hildegard weiß, man versteht sich einfach gleich. Wer begriffen hat, wie sehr wir mit Hildegard beschenkt wurden, und was zu tun ist, der hilft mit, wo er kann. Dadurch kommt Leben und Farbe in das Ganze, und ich fühle mich angetrieben, für diese Menschen im Dienste Hildegards zu arbeiten.

Es ist beinah' rührend, wieviel Arbeit sich manche Hildegard-Freunde machen. Einer schickt mir schön sauber „ausgelassenes“ Hirschmark, ein anderer läßt überall Veilchen sammeln usw. Auf diese Art und Weise kommen Dinge zustande, die ich alleine schon aus Zeitgründen nicht schaffen könnte.

Den folgenden Beitrag über kranke Füße schrieb wieder unser Hildegard-Doktor:

Kranke Füße, kranke Beine

lassen viele Menschen erst so recht die Last des Alters spüren. Es ist wirklich ein Jammer, wenn ein sonst geistig und körperlich rüstiger Mensch durch ein Beinleiden immer mehr an das Haus an den Stuhl oder sogar ans Bett gefesselt wird. Die erzwungene Untätigkeit, Unbeweglichkeit wirkt nicht nur auf das Gemüt sondern schadet auch dem Herzen und dem Kreislauf, welche nur dann in Schwung gehalten werden wenn sie täglich einer gesunden Belastung unterliegen. Gerade der ältere Mensch hätte oft mehr Zeit zum Wandern als früher, ja der hat sich besonders darauf gefreut - und dann geht's nicht mehr. Besonders häufig leiden Frauen darunter wobei es keineswegs so ist daß ausgerechnet die Schwangerschaften und die Geburten daran schuld sein müssen. Das kommt, vor doch gehört dann zumeist eine von Generation zu Genera-

tion vererbte Familienanlage dazu. Gerade in solchen Fällen, wo man das Unglück beinahe schon vorhersehen kann, gilt Hildegards Rat:

„Mach Dir aus Walfischleder Schuhe und trage sie, und Du wirst gesunde Füße und Beine haben".

Ich muß es noch ein wenig spannend machen! Selbstverständlich weiß ich, daß niemand von Euch Walfischlederschuhe oder auch nur Walfischleder hat oder sich zutraut, es aufzutreiben. Aber vielleicht läßt sich wieder ein findiger Kopf etwas einfallen, wie bei der Organisation unserer Geier? Ich staune immer wieder, was alles durch die Hildegardfreunde möglich wird. In der Hildegardmedizin könnte ich dieses Walfischleder auch noch für andere Zwecke gut gebrauchen. Diese Anregung gilt auch, wenn ich für alle Beinleidenden zum Trost noch einen zweiten Hildegardrat bereit habe:

„Doch mache auch Schuhe und Stiefel aus dem Fell eines Dachses und ziehe sie an und Du wirst Gesundheit haben in Beinen und Füßen".

Solange man solches Schuhwerk nicht zu kaufen bekommt, kann man sich's ja anfertigen lassen oder sogar selbst anfertigen. (Finken, Patschen). Ich habe sogar Schuhsohlen-Einlagen aus Dachsfell machen lassen, getragen und tragen lassen. Ob es auf die Dauer genauso wirksam ist wie ganze Schuhe, weiß ich zwar nicht, aber es gibt warme Füße! Man hat wirklich das Gefühl, die Gesundheit wandert die Beine aufwärts. Zweckmäßig ist, die Sohlen so zu schneiden, daß die haarige Seite nach oben kommt und die Borstenrichtung gegen die Fußspitze zu verläuft.

Dachs

. . . Eine große Kraft ist auch in seinem Fell: Mach daraus einen Gürtel und gürte damit deine nackte Haut und jede Seuche (Krankheit) in dir wird weichen, wie wenn ein großer Sturm in gute Witterung und gute Lüfte ausklingt. Keine gefährliche Seuche wird auch währenddem (du den Gürtel trägst) dich angreifen". (H. v. B.)

Wie soll denn das funktionieren? Nichts zum Einreiben und Einnehmen, also nach unseren heutigen Vorstellungen über Arzneien eine „Paramedizin“, etwas, das es nicht geben kann. Einen Gürtel anlegen und ganz einfach davon gesund werden. Darüber hinaus wird einen eine „gefährliche Seuche“ nicht ergreifen. Mit anderen Worten: Der Dachsgürtel um die Taille ist unsere „Garantieschleife“ dafür, daß wir bei Epidemien nicht schwer erkranken. Das sind wahrhaft große Worte, die Hildegard hier macht.

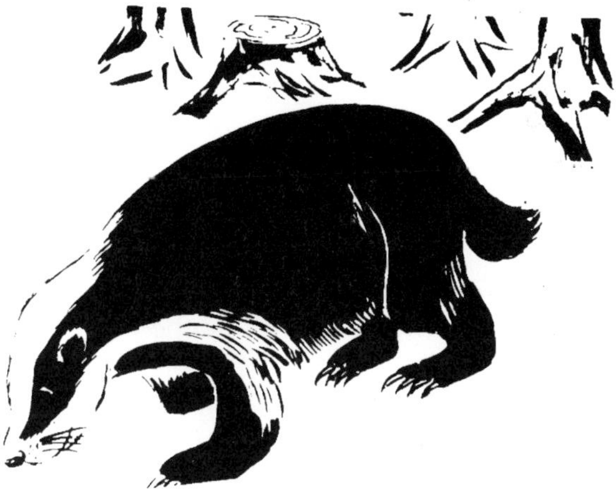

Ganz so fremd, wie es auf den ersten Blick erscheinen mag, ist uns die heilende und Krankheiten abwehrende Eigenschaft des Dachses gar nicht. Würde ich am Stammtisch beispielsweise sagen: „Seit einer Woche trage ich ein Katzenfell am Rücken, und siehe da, meine Kreuzschmerzen sind wie weggeblasen“, so würde mich keiner steinigen oder für verrückt halten. Denn zu tief sitzt im Volke der Glaube, daß ein Katzenfell für diese Zwecke nützlich sei. (Hildegard schreibt darüber allerdings nichts!) Ich bin überzeugt, einige der Stammgäste würden mir mit so mancher „Erfahrung“ zustimmen.

Der Hirsch

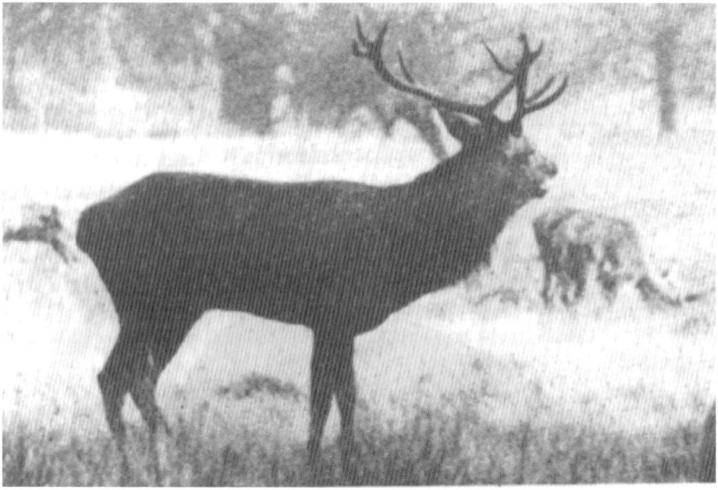

„Sein Fleisch ist Gesunden und Siechen gut zu essen". (H. v. B.)

Mit anderen Worten: Hirschfleisch darf jeder Mensch essen, egal ob er gesund oder krank ist. Es ist ein sogenanntes „Diätfleisch". Oft höre ich die ängstliche Frage: „Ja, darf ich das essen?" Ja, Sie dürfen.

Der Hirsch wurde nicht gemästet und mit Medikamenten behandelt. Solche Gustostückerl sind uns doch zweimal so lieb. Dasselbe gilt für das Reh, zum Teil auch für Schaf und Ziege, welche von einer Mastfütterung noch verschont geblieben sind.
Wildgerichte verlangen ein wenig mehr Kochkunst. Es lohnt sich, ein gutes Kochbuch für die Zubereitung von Wild anzuschaffen. Um einen Vorgeschmack zu bekommen, bestellt man sich in einem guten Restaurant einmal einen Hirsch- oder Rehbraten. Der auf eigenem Herd zubereitete Braten muß dann mindestens ebensogut schmecken, klar!

„Wenn ein Mensch warmes, doch nicht siedend heißes Hirschfleisch ißt, reinigt es seinen Magen und macht ihn glatt". (H. v. B.)

Ein gesunder Magen ist innen glatt. Das heißt, die mit Schleimhäuten ausgestatteten Magenwände verarbeiten die zu verdauenden Nahrungsmittel „ohne anzukleben". Das „Schmiermittel" dazu heißt Hirschfleisch!

Gesunde Leberarten auf einen Blick

Hirschleber: *„Wenn einer Hirschleber ißt, benimmt sie ihm die Gicht, reinigt seinen Magen und erleichtert ihn".*

Schafsleber: *„Der Mensch esse reichlich und oft von der Leber des Schafes. Es mindert den Schleim in ihm und reinigt den Unrat des Magens."*

Ziege: *„Welcher Mensch Magenschmerzen hat, brate oft Ziegenleber und esse sie oft bis Mitte August es reinigt und heilt seinen Magen wie ein Heiltrunk".*

Huhn: *„Oft gegessen nützt Hennen- oder Hahnenleber gegen Krankheiten, welche den Menschen von innen befallen".*

Schwein: *„Wer am Leib schon fast dahin ist, esse oft von gekochter Schweineleber und es belebt ihn, labt und stärkt".*

Rind: *„Wer oft Rinderleber ißt, den macht ihre gute Wesenheit stark".*

Gans: *„Wer von Vicht Schmerzen leidet, koche ihre Leber und esse sie oft und er wird es besser haben".*

Reh: *„Wer von Vicht geplagt wird, esse oft seine Leber und es verzehrt in ihm die Vicht".*

Soweit ein kurzer Einblick in den Heilmittelbereich der Tiere.

Süßes macht süß

Ganz ohne Zucker geht es nicht, das wissen nicht nur die Mediziner. Der Mensch braucht Zucker. Nun hört man aber, der Industriezucker sei so schlecht wie Gift. Was, so fragen wir uns, ist nun zu tun?
War Zucker immer schon schädlich, oder liegt der Haken etwa nur in der Herstellung? Was sagt Hildegard?

„. . . der noch roh, das heißt für den menschlichen Gebrauch nicht zugerichtet ist, trockne ihn im Sommer an der Sonne, im Winter über einem erhitzten Stein. Dieser ist trocken und belebt den, der ihn hernach ißt oder trinkt...“ (H. v. B.)

Vermutlich ist hier der Rohrzucker gemeint. Würde man den rohen Rohrzucker an der Sonne trocknen, wäre gegen diesen Zucker nichts einzuwenden. Nachdem Hildegard auch die Rübe für gesund erklärt, wäre die an der Sonne getrocknete Melasse nicht schädlich.

Kauft also Rohrzucker, trocknet ihn an der Sonne und süßt alles damit. Dieser Zucker ist gesund.

Honig

„. . . Menschen die oft Honig essen, bekommen Faulsaft. Ist er (Honig) gekocht, verletzt er magere und dicke Esser“. (H. v. B.)

Wieder einmal ein Schlag in's Gesicht. Der vielgerühmte Bienenhonig ist weder roh noch gekocht gut. Hildegard schreibt in vielen Heilmitteln Honig vor, aber als Nahrungsmittel, als Süßstoff für sich alleine ist Honig nicht zu empfehlen.

In den folgenden zwanzig Seiten wenden wir unser Augenmerk einem Krankheitskomplex zu, von dem ein enorm großer Anteil der Gesamtbevölkerung unserer Wohlstandsgesellschaft direkt oder indirekt betroffen ist, nämlich der

Volksgeißel Rheuma und Gicht

Wegen dieser Volksseuche wurde schon viel Tinte und Geld vergeudet. Von den Medizinern wird allgemein zugegeben, die wahren Entstehungsursachen nicht zu kennen. Erbliche Veranlagung und falsche Ernährung werden als Mitursache angeführt. Das Leiden hat viele Gesichter und Namen: Ob Arthritis deformans, Polyarthritis oder Schulter- und Rückenschmerzen, Bandscheibenleiden, Hexenschuß und Ischias: Die Grundkrankheit ist nach Hildegard immer dieselbe, nämlich GICHT!
Sie nannte all diese Krankheiten „Gicht“, während heute mehr und mehr von Erkrankungen des rheumatischen Formenkreises, also von RHEUMA gesprochen wird. Lediglich die Fußgicht (Podagra), die Gelenksgicht mit den typischen Gichtknoten und der echte „Gichtanfall“ werden in der modernen Medizin als Gicht bezeichnet. Typisch für die Diagnose ist Harnsäure im Blut. Nach Hildegard zählt auch Rheuma zur „Gicht“.
Mehr noch: Auch zahlreiche Nervenleiden, Erkrankungen des Nervensystems - mit und ohne Lähmungserscheinungen - ordnet Hildegard der Grundkrankheit Gicht mit all ihren zahlreichen „Spielformen“ zu. So sind z. B. Sprachstörungen durch Zungenlähmung nichts anderes als eine „Zungengicht“ und ein Dauergast in einer Nervenheilanstalt muß nicht unbedingt ein „Irrer“ sein sondern leidet unter Umständen „nur“ an einer „Kopf-

gicht", wodurch er „den Verstand zu verlieren droht und deshalb hirnwütig ist". So weitläufig ist nach Hildegard die Grundkrankheit GICHT zu verstehen.
Zahlreicher noch als all die vielen Gichtformen sind ihre Heilmittel, welche sie zur Bekämpfung dieser Krankheiten anzuführen weiß. Bevor wir uns einige Gichtmittel a la Hildegard zu Gemüte führen, interessiert uns, was denn die eigentlichen Ursachen dieses großen Krankheitskomplexes sind. Das ist bei unserem heutigen Reparaturdenken gar nicht so einfach zu erklären. Hildegard verlangt hier nicht nur ein Umdenken, sondern beginnt beim Kern der Sache, bei den wahren Ursachen aller Krankheiten. Dazu ist es notwendig, einen kurzen Blick in Hildegards Lehrbuch zu werfen und zwar auf die

Säftelehre

„Wäre der Mensch im Paradies geblieben, würde er in unveränderlichem und vollkommenem Zustande weitergelebt haben. All dies aber hat sich nach der Übertretung durch Adam und Eva in eine andere und bittere Art gewandelt". (H. v. B.)
Nun ist ein Werden und Verfallen, ein Entstehen und Vergehen das unabänderliche Los des Menschen. Der Tod ist zur Quelle des Lebens, und das Leben die Bedingung für den Tod geworden.

Nach dem Genuß des Apfels wurde das Blut der Söhne Adams in das Gift des Samens verwandelt, aus dem die Nachkommen der Menschen entstehen. Der Grund dafür, warum der Mensch krank wird, liegt im Phlegma, das wir im Übermaß in uns haben.
Jetzt hat der Mensch Gift und Phlegma in sich und allerlei Krankheiten.
Dieses Phlegma besteht aus vier verschiedenen Säften. Die beiden wichtigsten von ihnen werden Phlegma genannt, die beiden anderen heißen Schleim. Stehen sie im rechten Verhältnis zueinander, so ist der Mensch ge-

sund. Nimmt eines im Regiment überhand, unterliegt ihm das andere in Knechtschaft, und der Mensch wird krank.
Jeder dieser vier Säfte steht für eines der vier Elemente Feuer, Luft, Wasser und Erde: Aus der Wärme des Feuers wird ein trockenes, aus der Feuchtigkeit der Luft ein feuchtes, aus dem wässrigen Blut ein schaumiges und aus dem erdhaften Fleisch ein lauwarmes Phlegma. (H. v. B.)

Hinter diesen „nichtssagenden“ Ausdrücken - trocken, feucht, schaumig und lauwarm - steckt ein präzises System:
Je nachdem, welches Element über seinen aliquoten Anteil zunimmt, ergibt das eine bestimmte Grundkrankheit. Mit mathematischer Genauigkeit läßt sich damit der „Stammbaum“ aller Grundkrankheiten ermitteln. Begnügen wir uns mit dem Anfangsbuchstaben eines jeden Elementes, so kann man die Krankheit formulieren, wie es mir Hertzka so „nebenbei“ einmal erklärte:

(F = Feuer, L = Luft, W = Wasser und E = Erde) z. B.:

F größer L oder W / E usw.
W / E F größer L

In Hildegards Beschreibungen lautet das dann so:

„Bei wem aber das Feuchte das Trockene überschreitet und das Lauwarme das Trockene und den Schaum, die hier noch übrig sind, so vermag er an sich selbst wie auch bei anderen Menschen das Übel zu erdulden und ist von trauriger Gemütsart, hat keinen großen Zorn, ist aber brauchbar in seiner Gesinnung. Er ist nicht sehr kränklich, nur daß er zuweilen von der Krankheit geplagt wird, welche die Gicht genannt wird. Er wird zu hohen Jahren kommen“.

In vielen derartigen Beschreibungen finden wir nicht nur charakterliche Veranlagungen, sondern auch Neigungen zu bestimmten Krankheiten. Weiters ist in diesen „Formeln" bereits der Typ eines Menschen berücksichtigt, das für ihn genetisch vorgegebene Lebensalter und vieles andere mehr.

Es gibt zur Zeit vermutlich keinen Menschen, der diese Säftelehre zur Gänze versteht oder gar beherrscht. Vielleicht wird sie einmal ein interessantes Forschungsobjekt von Wissenschaftern. Das Ergebnis wäre eine Pathologie, wie wir sie bisher noch nicht kennen. Wer sich ernstlich mit der Hildegard-Medizin beschäftigen will, sollte davon zumindest eine Ahnung haben. Für die Einführung in die Hildegard-Medizin genügt es zu wissen, worum es geht, wenn wir so oft von „Säften" lesen.

In der „Raffinerie Mensch" hängt das Produkt „Gesundheit" eben vom aliquoten Gleichgewicht der vier Säfte im Menschen ab. Hier liegt der Schlüssel zur Gesundheit, sind die Schaltpläne von Ursache und Wirkung wie auf einem Reißbrett aufgezeichnet. Hildegard sagt ganz genau voraus, was sich ereignet, wenn dieser oder jener Saft sein vorgeschriebenes Maß, seine Grenze, überschreitet, z. B.:

„Wenn Schaum und Lauwarmes, die dann den Schleim des Feuchten und Trockenen bilden, übermäßig sich entwickelt haben, so daß der Schaum in die Höhe steigt und einen heißen, wässrigen Rauch bildet und das Lauwarme sich in Tropfen ergießt, dann beugen sie, durch solchen Widerstreit einen Sturm hervorrufend, den Nacken des Menschen, krümmen seinen Rücken und machen ihn völlig gichtbrüchig, bis er von diesen Leiden erlöst wird. Er kann aber lange so leben." (H. v. B.)

Eine Gichtform, welche durch krankhafte Stoffwechselvorgänge entsteht, liegt allerdings nicht in der Veranlagung begründet. Da stimmen die Eßgewohnheiten nicht. Sehen wir uns auch ein Beispiel einer Veranlagung zur Gicht an:

„Bei wem das Feuchte das Lauwarme überschreitet und das Lauwarme das Trockene und den Schaum, die hier noch übrig sind, so vermag er an sich selbst wie auch bei anderen Menschen das Übel zu erdulden und ist von trauriger Gemütsart, hat keinen großen Zorn, ist aber brauchbar in seiner Gesinnung. Er ist nicht sehr kränklich, nur daß er zuweilen von der Krankheit geplagt wird, welche Gicht genannt wird. Er wird zu hohen Jahren kommen... (H. v. B.)

Eine „typische" Veranlagung also. Diese Menschen müßten sich stets vor der Gicht in acht nehmen und alles vermeiden, was sie fördert, also ständig auf „Antirheumakurs" eingestellt sein. In einem letzten Beispiel sehen wir dic Gewalt und Zerstörungskraft dieser Krankheit, wenn sie im Menschen ungehindert fortschreiten kann:

„Menschen, die weiches, mit viel Poren durchsetztes Fleisch haben und übermäßigem Genuß von schwerem Wein sehr ergeben sind, werden häufig von der Seuche heimgesucht, welche „der Tropfen" genannt wird. Bei Leuten mit weichem Fleisch fallen nämlich infolge des unmäßigen Trinkens schlechte Säfte, die in ihnen sind, plötzlich in irgendeines ihrer Glieder und zerstören es wie Brandpfeile oder große, unvorhergesehene Überschwemmungen, die zuweilen die Mühlen und andere Baulichkeiten in ihrer nächsten Nähe zerstören. Ebenso würden diese Säfte die Glieder, auf die sie herabtröpfeln, zerstören, wenn es nicht die Gnade und der Lebensgeist, der im Menschen ist, verhinderten. Indessen zerstören sie doch manches Glied und machen auch einige ganz unbrauchbar, wie wenn sie tot wären". (H. v. B.)

Es gibt keine Abnützungskrankheit

Vielleicht haben Sie es schon mitbekommen: Was hier beschrieben wurde beweist, daß es keine Abnützungskrankheiten im Sinne eines Verschleißdenkens gibt! Es mag einem an der deformierenden Gelenksgicht erkrankten Menschen ein Trost sein, wenn ihm der Hausarzt auf die Schulter schlägt und sagt: „Hast halt zuviel gearbeitet. Deine ganzen Gelenke sind abgenützt. Hier kann man nichts mehr machen“. Die Wahrheit heißt anders: **Es gibt keine Abnützung**, sondern nur eine krankhafte, nicht erfolgreich behandelte Deformierung. Nicht die viele Arbeit hat die Gelenke zerstört, sondern die Gicht. Eine Krankheit, die eben nie richtig behandelt, nicht geheilt und nicht zum Stillstand gekommen ist. Wie ein steter Tropfen den Stein höhlt, zerstören diese Säfte selbst Gelenke. Das Tragische an der Krankheit ist hier, daß die meisten Leute in den ersten 10 oder 15 Jahren gar nicht merken, wie sie sich in ihrem Körper langsam aber unwiderruflich ausbreitet.

Wenn sich dann starke Schmerzen bemerkbar machen, meint man, eine Erkältung oder eine Überanstrengung sei schuld an der Krankheit, und denkt nicht an den „steten Tropfen“, an den seit Jahren gestörten Stoffwechsel. So wie Rost das Eisen annagt, ja auffrißt, ebenso fließen bei Gicht im Menschen zerstörende Säfte, mit ähnlichen Auswirkungen.

Dank der modernen Medizin gibt es heute Ersatzteillager an Hüft-, Knie- und anderen Gelenken, womit fürs erste Abhilfe geschaffen werden kann. Nur, am Fortbestand dieser Krankheit ändert dieses Ersetzen von deformierten Gelenken nichts.

Der undichte Wasserhahn tropft ungestört weiter. Schmerzstillende Medikamente schließen auch nur die Ohren, damit man das Tropfen nicht hört. Fragt sich: Ist Rheuma und Gicht überhaupt heilbar? Nach Hildegard ein klares Ja, aber mit Geduld. Man muß die Gichtsäfte, welche in einem Gliede wüten, auflösen, zerteilen und ausleiten. Dazu gibt es mehrere Mittel. Ein sehr vielversprechendes davon ist zweifellos die Arthritissalbe aus Hirschmark, Hirschtalg und Wermutbrei:

Arthritissalbe:

„Zerstoße Wermut (Blätter) in einem Mörser zu Saft, dann nimm einen Teil Hirschmark, zwei Teile Hirschtalg und vier Teile von diesem Wermut-Saft (Brei). Daraus mache eine Salbe. Ein Mensch, der vom schwersten Rheuma geplagt wird, so, daß sogar seine Glieder (in den Gelenken) zu zerbrechen drohen, den salbe nah am Feuer dort ein, wo es ihm weh tut, und er wird geheilt«. (H. v. B.)

So einfach ist das mit der Heilung der deformierenden Gelenksgicht, wie das Volk es nennt, oder der Arthritis deformans, um in der Sprache der Wissenschaft zu reden.

Die Gicht muß nicht immer Gelenke befallen, es können auch Sehnen und Muskeln sein und sie wird von den Medizinern nicht als „Spielform" der Gicht angesehen, sondern heißt dann z. B. Finger- oder Sehnensscheidenkontraktur. Hier hilft die Eberraute:

„Wo am menschlichen Körper Knollen entstehen oder wo ein Teil eines menschlichen Gliedes sich zusammenzieht, lege rundherum zerstoßene Stabwurz (Artemisia abrotanum) auf und reibe diese Stelle mit deren Saft ein, und es wird besser. Hält die Zusammenziehung aber unvermindert an, gibs weg, weils dann schadet". (H. v. B.)

Weizen für das Kreuz

Wem tat sein Kreuz (Rücken) noch nicht weh? Viele Menschen haben fast immer Kreuzschmerzen und die verordneten Pillen oder Spritzen helfen zumeist nur vorübergehend.

Mit Hildegardmitteln ist das anders. Da wage ich zu sagen, daß den Weizenumschlägen bisher noch kein Kreuz widerstehen konnte:
„Wer Rücken und Lendenschmerzen hat, lege in Wasser gekochte Weizenkörner warm über die schmerzende Stelle und des Weizens Wärme wird die Macht dieses Siechtums brechen“.

Gewußt wie! So einfach wäre, ja ist das mit den „ständigen“ Kreuzschmerzen. Aus dem Hildegardtext geht klar hervor, daß es sich um ein schweres und anhängliches Leiden handelt, welches - so wir es nicht kunstgerecht behandeln - nicht ohne weiteres zu verjagen ist. Doch der warme Weizenumschlag „- bricht die **Macht** dieses **Siechtums**“. Deutlicher hätte sich Hildegard nicht ausdrücken können.
Damit nicht zuviele Fragen offen bleiben: 2kg Weizenkörner in Wasser stark kochen, auf ein Tuch ca. 2 - 3 cm dick auftragen und sich mit dem Rücken drauflegen. Der warme Weizen soll alle schmerzhaften Stellen überdecken 1-2 Stunden einwirken lassen, und diese Umschläge solange immer wieder frisch gemacht - fortsetzen, bis das Leiden weg ist. In schweren Fällen zusätzlich heißen Galgantwein trinken.

Hexenschuß

Im vergangenen Herbst fand im Sanatorium „St. Georgener-Hof“ gerade ein Hildegard-Rheumaturnus statt, als mir folgendes passierte: Am Donnerstag sollte ich den Hildegard-Kurgästen einen Vortrag über die Rheumatherapie halten. Das habe ich beim „Empfangsgespräch“ am Sonntag Abend mit dem „neuen Turnus“ vereinbart. Zwei Tage vor dem Vortrag, also am Dienstag, war ich gerade mit Gartenarbeiten beschäftigt, als ich plötzlich einen schmerzhaften Stich im Rücken verspürte und nur mehr gebückt und unter großen Schmerzen gehen konnte. Von einer Minute auf die andere bekam ich den sogenannten Hexenschuß.

Meine Frau war ganz überrascht, als sie mich wie einen alten Mann die Stiege emporsteigen sah. „Was ist denn los mit dir, hast du dir wehgetan?"

„Nein, das ist ein Hexenschuß, den ich gerade abbekommen habe. Stell' Weizen (zum Kochen) auf und wärm mir gleich Galgantwein", war meine Antwort.

Meine Frau wiederum: „Na, da wirst du übermorgen ja ein prächtiges Abbild abgeben, wenn du im Sanatorium über Rheuma sprichst".

Am darauffolgenden Tag ging es mir trotz Weizenumschläge und Galgantwein noch nicht viel besser. Was kann ich nur tun, damit dieser verflixte Hexenschuß sofort weg ist, war mein Sinnen. Mit Weizenumschlägen schaffe ich das in so kurzer Zeit nicht. Sollte ich mir am Ende vom Arzt eine Spritze geben lassen? Nein! Das wäre doch glatte Heuchelei und Fahnenflucht.

„Liebe Hildegard, Du mußt mir jetzt ein Mittel zeigen, das sofort hilft" - und die Suche begann: ...dies kann ich nicht machen, dazu fehlt mir etwas, jenes auch nicht. Gekochter Dill wird nicht so rasch wirken, zum nüchtern Bier trinken fehlt's auch an Zeit ... Ah, jetzt hab' ich's! Den Weinrautenumschlag werde ich probieren. Hier heißt es:

„Von der Gicht. Ein Mensch, der weichliches Fleisch hat und infolge von Unmäßigkeit im Trinken an einem seiner Glieder von der Gicht geplagt wird, soll Petersilie nehmen und das Vierfache davon Raute und in einer Schüssel mit Olivenöl rösten oder, falls er dies Öl nicht bekommen konnte, mit Bockstalg durchbraten lassen. Die Kräuter soll er so heiß, wie sie sind, auf die Stelle legen, wo er den Schmerz empfindet, und sie durch ein übergelegtes Tuch befestigen. Die Kälte des Petersiliensaftes bändigt nämlich das Anschwellen der Gichtsäfte, die Wärme des scharfen Rautensaftes hält dieselben Säfte zusammen, so daß sie nicht im Übermaß zunehmen, und das Öl oder der Bockstalg durchdringt sie und löst sie auf, und das tun sie, wenn sie in der angegebenen Weise miteinander gemischt werden". (H. v. B.)

Diesen Umschlag habe ich also versucht. Zwei Stunden lang lag ich warm eingepackt auf den heißen, öligen Kräutern. Dann kam die Stunde der Wahrheit: Während ich noch überlegte, wie ich mich wohl am besten ohne „falsche Bewegung“ erheben kann, merkte ich, daß diese Vorsicht gar nicht nötig sei! Ich stand auf, ohne auch nur den geringsten Schmerz zu verspüren. Ganz verblüfft über diese tolle Wirkung begann ich, alle möglichen Turnübungen zu machen. Ich konnte wieder tanzen und springen. Aus Freude darüber sprang ich über die noch am Boden liegende Tuchent der Länge nach in einem Satz darüber. Als meine Frau dies sah, kamen ihr Zweifel, ob ich denn jemals an einem Hexenschuß litt. „Das gibt es doch gar nicht! Vor dem Umschlag konntest du noch kaum gehen und jetzt springst du umher, als wäre nichts gewesen!“
Ich hatte nur eine einzige Befürchtung: Ob diese Wirkung wohl anhält und nicht morgen wieder alles beim alten sei. Sie hielt an. Ich hatte jedenfalls bis heute keinerlei Probleme.
Also stand ich pünktlich, wie vereinbart, am nächsten Tag vor den Hildegard-Patienten und hielt einen überzeugenden Vortrag über Hildegards Rheumamittel.
Inzwischen zählen die „Rautenumschläge“ zur Standardtherapie und brachten bereits vielen Menschen große Hilfe.

Die Weinraute (Ruta graveolens) ist eine bekannte Heilpflanze und kann in jedem Garten gezogen werden. Den Samen oder die jungen Pflanzen besorgt man sich in einer Gärtnerei. Im Notfall begnügen wir uns auch mit der getrockneten Droge aus der Apotheke oder Drogerie. Um das richtige Verhältnis 1 : 4 zu erhalten, muß man dann auch getrocknete Petersilie nehmen, das ist klar.

Ich bin überzeugt, die vorgeschriebene Wärmeeinwirkung ist Pflichtteil der Therapie. Die Wärme, ja das „Brennen“, finden wir nicht nur bei Hildegard. Einer läßt sich mit Brennesseln schlagen, um von seinem Rheuma loszukommen, ein anderer gräbt sein schmerzendes Knie in einen Ameisenhaufen ein und der dritte klebt sich ein Senfpflaster auf den Rücken, was auch ganz schön juckt und beißt. Instinktiv möchte ich sagen, sucht der Leidende nach Wärme. Wärme behagt, lindert. Nach Hildegard kommt es auf die richtige Wärme, auf das richtige Feuer an. Vermutlich sind mit Feuer und Wärme bestimmte Reizstoffe gemeint.

Rheumatiker dürfen nicht immer gleich die Flinte ins Korn werfen. Hildegard nennt über hundert Rheumamittel. Es kann schon sein, daß man mehrere versuchen muß. Der eine spricht auf dieses besser an, der andere eben auf ein anderes Mittel. Korpulente z. B. eignen sich gut für die Maronisauna, während schlanke Menschen besser ein Farnbad oder Umschläge machen sollten. Es gibt viele Möglichkeiten. Man darf nie aufgeben und sich nicht allein auf die Chemie verlassen. Ein Bekannter erzählte mir:

„Mein Vater war ein bärenstarker Mann, ein richtiger Naturbursche. Eines schönen Tages bekam er es mit dem Ischias zu tun und kam davon nicht mehr los. Über zehn Jahre nahm er Tabletten: Rote, gelbe und grüne, gegen die Schmerzen. Nach zehn Jahren versagten auf einmal die Nieren. Er kam in das Spital in die Intensivstation, und dort ist er gestorben . . .“

Ja, wir dürfen uns nicht immer nur auf die Chemie verlassen. Fast jedes Medikament hat schwere Nebenwirkungen, das muß man besonders bei langer Anwendung bedenken. Macht doch auch einmal einen Blick auf den Beipackzettel. Dort finden wir bei noch relativ „harmlosen“ Medikamenten Angaben wie diese:

Nebenwirkungen

Kopfschmerzen, Schwindel, Benommenheit, **Bewußtseinsstörung**, depressive Zustände, Verwirrtheitszustände, Appetitlosigkeit, Übelkeit, Erbrechen, Oberbauchbeschwerden, Diarrhöe, allergische Hauterscheinungen, Gelbsucht, **krankhafte Verminderung der weißen Blutkörperchen**, Hautblutungen, **Blutarmut, Thrombosegefahr** usw. usw.

Die heiklen Nebenwirkungen stehen in lateinischen Fachausdrücken, damit der Patient die Gefahren erst gar nicht erkennen kann. Die Kontraindikationen und Wechselwirkungen mit anderen Medikamenten sind dabei noch gar nicht erwähnt.

Ob das der richtige und zukunftsweisende Weg zur Gesundheit ist? Ich glaube, man muß ohnehin ein Naturbursche sein, um das alles ertragen zu können. Oder meinen Sie nicht auch?

Wetten, daß . . .

Wenn ich vielen Personen die Frage stellen würde: „Wenn Sie im Fall einer Erkrankung die Wahl zwischen einem Naturheilmittel oder einem Pharmaka hätten, wofür würden Sie sich entscheiden, wenn für die Heilung Ihrer Krankheit beide Mittel als gleichwertig gelten?“ Ich getraue mir zu sagen, daß mindestens Zweidrittel aller Befragten das Naturheilmittel bevorzugen würden. Mit anderen Worten: Eine Mehrheit wäre heute für Naturheilmittel!

Die Geiersalbe (Nikolaisalbe)

Unter den Vögeln ist just der Aasgeier für medizinische Zwecke höchst interessant. Diese „Gesundheitspolizisten“ der Steppen und Wüsten haben ganz besondere (Abwehr)-Kräfte in sich, deren sich der Mensch bedienen könnte. Dr. Hertzka schrieb in unserem „Kurier“ dazu:

Aus dem Aasgeier läßt sich eine überaus kostbare Salbe herstellen. Sehr ermutigende Erfahrungen bei einer Querschnittlähmung und bei einer Bulbärparalyse - beides Krankheiten, die mit modernen Mitteln praktisch nicht beeinflußbar sind - haben uns veranlaßt, uns intensiv um den Erwerb von Geiern zu bemühen. Denn die Salbe bildet die Grundlage zur Behandlung dieser Krankheiten.

Nun muß ich noch einiges dazu erklären und darf auch nicht verschweigen, daß Hildegard gerade bei diesem so wichtigen Mittel den bestürzenden Zusatz hat: „Oder Gott will ihn nicht heilen".

Dennoch dürfen wir uns nicht entmutigen lassen, da wir ja von Anfang an nicht wissen können, ob in diesem oder jenem Fall die Nikolaisalbe versagen oder helfen wird. Wir werden sie auf alle Fälle einsetzen bei schweren Vergichtungen und bei allen schweren Erscheinungen des rheumatischen Formenkreises. Das Wort Gicht ist bei Hildegard im weitesten Sinne zu verstehen. Die Angabe, daß ein Mensch mit einem Rückenleiden (Dorsum) durch örtliche

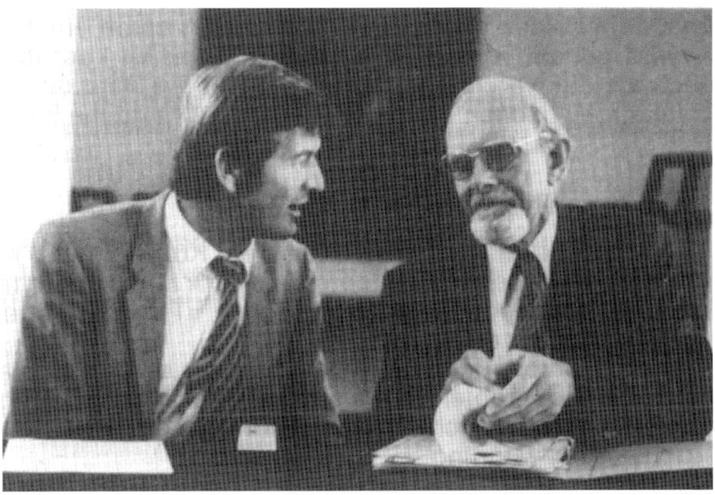

Der Autor (links) mit Dr. med. Hertzka im Gespräch.

Einreibung mit der Nikolaisalbe geheilt werden kann, läßt darauf schließen, daß Hildegard damit alle Erkrankungen des Rückenmarks meint. Es lohnt sich sicher, mit dieser Salbe einen Heilversuch bei Multipler Sklerose (MS) zu machen. Der Hildegard-Arzt, der Arzt, welcher auch Hildegard-Medikamente verwendet, wird keine Bedenken tragen, bei diesem unheimlichen Leiden nach dieser Möglichkeit zu greifen.

Das Herstellungsverfahren der Nikolaisalbe ist außerordentlich subtil. Die Salbe wirkt nur, wenn sie genau nach Vorschrift hergestellt wird. Die Nikolaisalbe kommt teuer, sehr teuer und steht bei der schwierigen Beschaffung des Geiers oft längere Zeit nicht zur Verfügung.

Der Hildegardtext lautet:

„. . .damit reibe sich einer seinen ganzen Kopf ein, wenn er den Verstand zu verlieren droht. (Frenetikus)
Wenn jemand durch und durch vergichtet ist und von der Gicht geradezu erschöpft wird, der salbe damit kräftig überall den Körper ein. Und auch wenn jemand im Rükken oder in den Lenden oder in seinem Körper irgendein Leiden hat, dann reibe ihn dort damit ein, und er wird geheilt werden, denn diese Salbe ist kostbarer noch als die wertvollste Salbe, weil sie die Haut des erkrankten Menschen gar hurtig durchdringt und ihn heilt".

Als Universalmittel

Die Textstelle „. . . oder wer in seinem Körper irgend ein Leiden hat, reibe ihn dort damit ein . . ." läßt ein breites Band an Anwendungen zu. Zwischen „Tür und Angel" erfahre ich ganz erstaunliche Erfolge.
Eine Pfarrerköchin erzählte mir, wie mit dieser Nikolaisalbe ein inoperabler Tumor - angeblich zwischen Lunge und Zwerchfell - nach einigen Einreibungen beim Herrn Hochwürden wegging.
Die Wirkung auf Geschwülste bestätigte sich auch in unserer Familie: Mein Vater bekam eines Tages am Hinterkopf eine sehr schmerzhafte Geschwulst. Er schmier-

te sich die Stelle mit der Geiersalbe ein, worauf die Geschwulst über Nacht verschwand.

Herr H. T. aus Hollersbach schrieb mir am 24. 8.81:

Nach Lähmung im linken Bein wurde ich am Lendenwirbel operiert. Die Operation hatte keinen Erfolg. Nach wiederholtem Krankenhausaufenthalt teilten mir die Ärzte mit, daß ich mit den Schmerzen und der Lähmung leben müßte, was auch in meinen Krankenberichten steht. 1980 fingen die Schmerzen und Gefühllosigkeit im rechten Arm an. Auch mußte ich mir immer den Hals halten (stützen), da der Wirbel nicht in Ordnung war. Nach Röntgenaufnahmen erfuhr ich, daß der Halswirbel auch operiert werden müßte. Im Januar 1981 war es dann so weit, es wurde mir ein neuer Teil eingesetzt. Trotz dieser gefährlichen Operation blieben die Schmerzen und Taubheit. Die Ärzte versuchten es mit Elektroschocks. Es war vergebens. Der Erfolg blieb aus. Wieder hieß es, daß ich mit den Schmerzen und der Lähmung leben müßte. Bei unserem Urlaub bei Frau NN. sagte man mir, daß Sie mir vielleicht helfen können. Frau NN massierte mich nach Reflexzonen und mit dieser Geiersalbe, und der Erfolg zeigte sich. Ich kann meine Zehen am linken Bein wieder bewegen und auch die Schmerzen sind fort. Mit meinem Arm ist es ebenso. Ich bin heilfroh usw.

Frau M. Sch., Laßnitzhöhe berichtet:
. . . Die Geiersalbe, mit der ich einen mit Gicht geplagten Mann einrieb, zeigte bald Wirkung. Der Patient war schon am nächsten Tag schmerzfrei und kann (ruhig) schlafen und arbeiten. Dank sei Gott.

Mit dieser Salbe kann man viele Leiden, deren Ursache man oft nicht erkennt, ausgezeichnet behandeln. Das zeigt die Erfahrung.

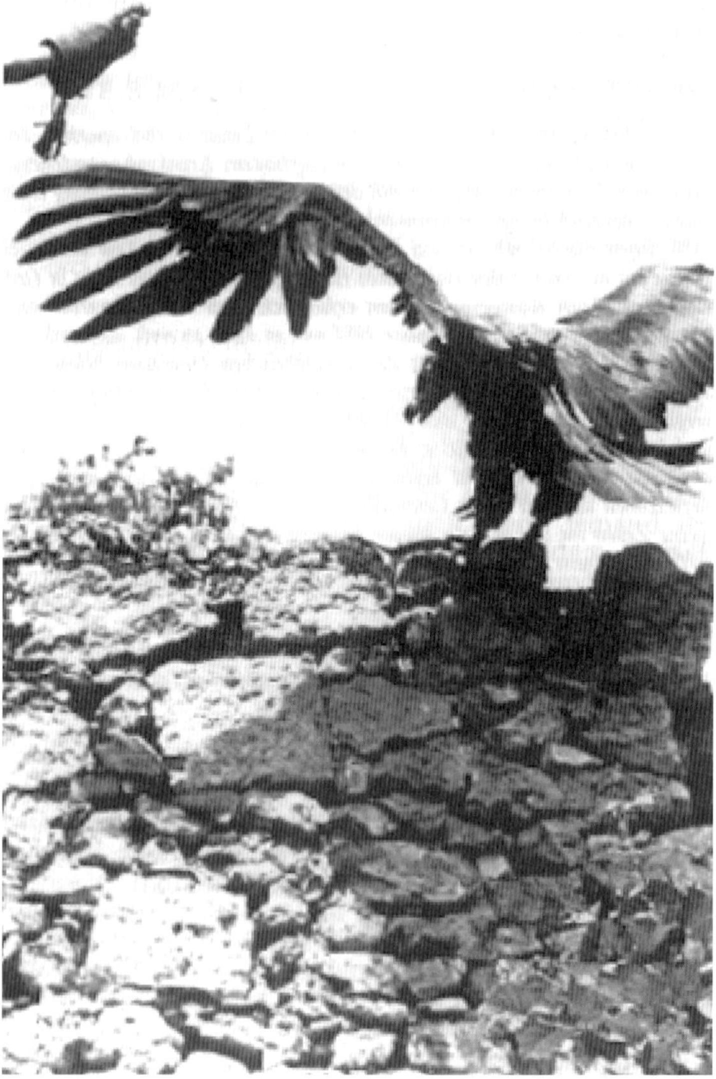

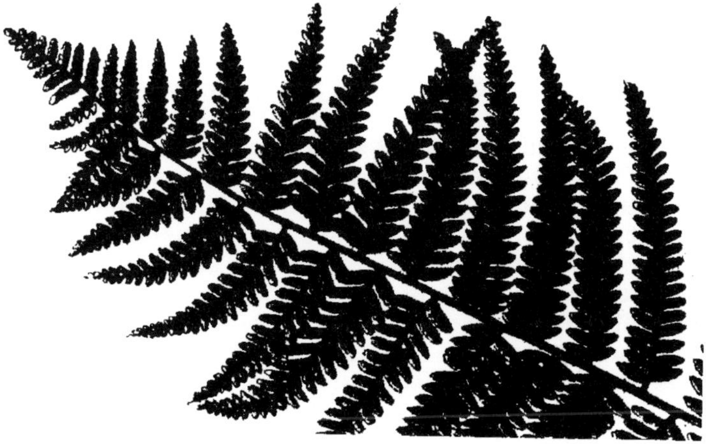

Farn

Mit dem Farnkraut schließe ich das Kapitel Rheuma ab. Auch das Farnbad hilft gegen Rheuma, wie Sie noch erfahren werden.
Vor etwa zehn Jahren sahen so manche Strahlenspezialisten die Schuld für rheumatische Beschwerden in unterirdischen Wasseradern, während sie heute schon fast alle Krankheiten dafür verantwortlich machen. Ich stelle eine zunehmende ‚Strahlenangst', ja Strahlenhysterie fest. Leichtgläubige Menschen geraten bereits in eine unbegründete Abhängigkeit von Pendlern und ‚Strahlenforschern'. Zugegeben: Es gibt Erdstrahlen, es gibt Wasseradern, ja es gibt vermutlich eine ganze Reihe von Strahlungen, die wir noch gar nicht entdeckten.

Das Problem dabei: Diese Materie mündet in den unmateriellen, den geistigen Bereich und ist nicht ungefährlich. Für den Laien genügt es zu wissen, wie man sich vor schädlichen Einflüssen schützen kann: Mit Farn!

„Enthält viel Inkraft und zwar solcher Art, daß ihn sogar der Teufel flieht. Einige dieser Kräfte ähneln der Sonnenkraft. Er scheucht Spukgestalten, wie die Sonne Düsterheiten und deshalb sind ihm die Unholde abhold. An jener Stelle wo er wächst, übt der Widersacher seine Lockungen seltener aus und dieser Erzlügner meidet und erschauert vor Ort und Haus und wo jener wächst, verhagelt es selten den Acker. An einem Menschen, der ihn bei sich trägt, gleiten alle Zaubereien und zauberhaftes Besprechen, teuflische Verwünschungen und anderer Spuk ab. Und wenn gegen jemanden, um ihm zu schaden oder ihn zu töten, ein Bildnis geschnitten wird, kann ihm dies doch nicht schaden, wenn jener dann Farn bei sich hat. Bisweilen wird einer durch Bildwerke verflucht, so daß er deshalb zu Schaden und von Sinnen kommt."
(H. v. B.)

„Bisweilen wird ein Mensch auch durch ein Kunstwerk gesegnet, das ihm zu Erfolg und Heiltum nützt. Durch Haß und Neid wird aber Böses bereitet und Übel an Übel geknüpft. Teuflischer Einfluß belauert das erste Werden des Menschen und schaltet sich dabei ein. So verführt er beständig den Menschen und läßt die Kette des Bösen nicht abreißen. Wie der Mensch Gutwissen undBöswissen hat, so sind auch für den Menschen gute und böse Kräuter geschaffen worden. Farnsaft ist der Weisheit an die Seite gestellt und seines ehrbaren Zeichens Art ist Güte und Heiligkeit. Darum meidet und flieht ihn alle Bosheit und Hexerei. Wo er im Hause ist, kann Gift, das heißt Vergehen und Blendwerk nicht zur vollen Auswirkung gelangen. Darum lege Farnkraut um ein Weib, das ein Kind gebärt und auch in die Wiege rings um das Kind und der Teufel wird ihm umso weniger auflauern können. Denn wenn der Teufel das Angesicht eines Kindes zum ersten Mal erblickt, haßt er es sehr und stellt ihm nach".
(H. v. B.)

Farn als Strahlenschutz?

Betrachten Sie Ihre Fernsehantenne am Dach Ihres Hauses und überlegen Sie, was dieses Drahtgestänge alles leistet. Es liefert Ihnen ein gestochen scharfes Bild ins Haus, welches hunderte und mehr Kilometer weit entfernt mit Hilfe eines anderen technischen Wunderwerkes, dem Sender, ausgestrahlt wird.

Überlegen wir weiter: All diese Erfindungen, die den Menschen so stolz werden lassen, sind genau genommen lediglich funktionsfähige Hilfsmittel zur Anwendung bestehender Einrichtungen in der Natur. Der Mensch bedient sich der Naturgesetze, die schon vor ihm da waren. Es müßte somit auch einleuchten, daß die Natur noch weitere Geheimnisse in sich birgt. Es gibt dazu eine Reihe guter Bücher, wo man das Staunen über Gottes Schöpfung wieder lernen kann. Außerdem erfahren wir doch fast schon jeden Tag, was Wissenschaftler alles „herausholen"
Wieso ist es uns dann so unverständlich, daß es z. B. ein „Naturding" gibt, welches beispielsweise Blitze ablenkt? Nur weil das Ding nicht der Mensch erfunden hat, wollen wir nicht glauben, daß es so etwas gibt, und ganz einfach Farnkraut heißt. Hätte es der Mensch erfunden und „Antistatikassimilationsmodularkonvektor" genannt, ja dann wär's schon längst an der Fernsehantenne montiert.

Was Hildegard so selbstverständlich und ohne ängstliche Wortwahl im Kapitel „Farnkraut" niederschrieb, ist für uns ein harter Brocken, eine Welt für sich.

Wir sollten nicht vergessen: Die Wahrheit ist nicht darauf angewiesen, von uns entdeckt zu werden.

Hildegard schreibt weiter über den Farn:
„Ferner nützt der Farn zu folgenden Heilmitteln".

Für's Gedächtnis

„Wenn ein Mensch vergessen und versonnen (träumerisch) ist, der halte Farnsamen in seiner Hand und er wird Gedächtnis und Verstand wieder zurück erhalten und sich wieder verständlich machen können, wer unverständlich war".

Für die Augen

„Wenn er im Sommer grünt, lege auch oft seine Blätter auf die Augen und es nimmt ihnen die Trübung".

Taube hören

„Wer taub ist, sodaß er nicht hört, binde Farnsamen in ein Tüchel und lege (stopfe) dies oft ins Ohr, wobei er sich zu hüten hat, daß nichts durch das Ohr ins Haupt eintritt; er wird sein Gehör wieder empfangen".

Stumme reden

„Wer Zungengicht hat, sodaß er nicht sprechen kann, lege dessen Samen auf seine Zunge; die Gicht in der Zunge wird weichen und er wird wieder reden".

Lahme gehen

„Ein gichtbrüchiger nehme Farn, wenn er grün ist, koche ihn in Wasser und bade oft gerade in diesem Wasser und die Gicht wird weichen."
Aufgepaßt: Nicht Abkochwasser in die mit Wasser gefüllte Badewanne schütten und somit verdünnen! **„. . . bade gerade in diesem Wasser . . „** heißt, soviel Wasser und Farnkraut kochen, daß es für ein ganzes Bad reicht! Weiters: „...wenn er grün ist..." das schränkt die Anwendung auf die Monate April bis etwa Mitte Juni ein. Im Spätsommer ist Farn schon „alt".

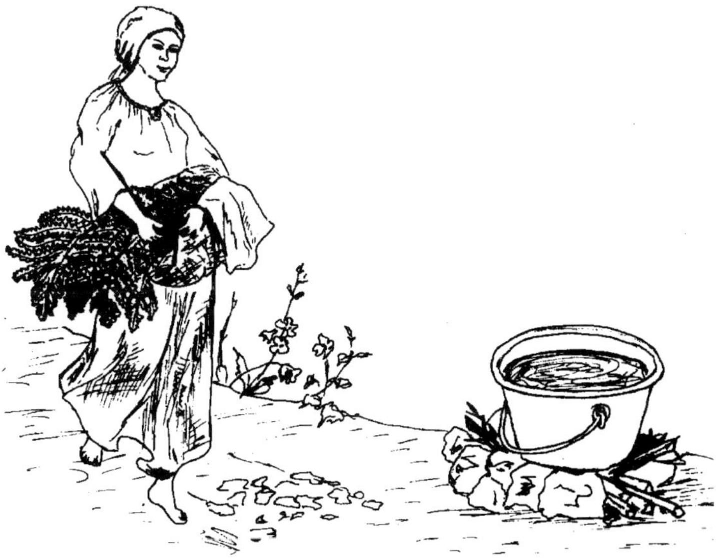

Sündenbock Alkohol

Das Alkoholverbot gehört zum Standardverordnungsprogramm fast jeder Arztpraxis. „. . . und ja keinen Alkohol!!!« Kaum ein Patient kommt hier ungeschoren davon. In einem Dauerfeuer wird uns eingetrichtert, das Gläschen Wein sei an all unseren Krankheiten schuld. Kommt zufällig ein Antialkoholiker zum Arzt, na dann weicht man auf „Eisenmangel" aus, weil Vitaminmangel nicht mehr richtig zieht.

Derartige Ratschläge haben mit der Wahrheit längst nichts mehr zu tun, sondern sehen nach einer Gehirnwäsche aus, nach einem Antialkohol-Syndrom: „Was ich mir nicht gönne, soll auch Dir nicht gegönnt werden".
Wenn diese angeblichen „Experten" recht hätten, müßten sämtliche Weinbauern aus ihren Weingärten Gemüsefelder machen und jede Brauerei ihre Tore schließen.

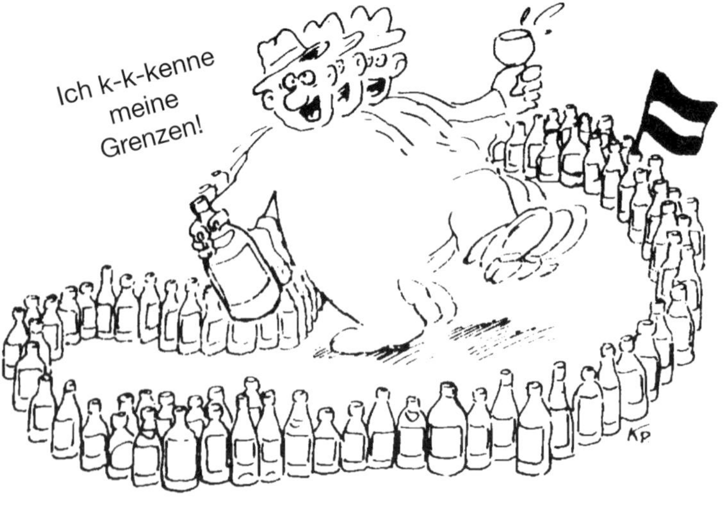

Damit wären jene Menschen, die „Alkohol“ trinken, gebührend bestraft und alle medizinischen Probleme beseitigt. Jeder Mensch mit einem gesunden Hausverstand weiß, daß diese grundsätzliche Alkoholfeindlichkeit jeder Grundlage entbehrt. Das heißt deshalb noch lange nicht, die Gefahren des Alkoholismus gering zu schätzen. Wie bei allem ist auch hier das rechte Maß entscheidend. Der Fehler liegt ebenso wie beim „Obst“ und „Gemüse“ in unserem Eintopfverfahren und einer pauschalen Aburteilung.
Bier ist nicht „Alkohol!“ Zwischen Bier und Schnaps sind ebenso große Unterschiede wie zwischen Herrn Maier und Ihnen. Oder wollen Sie etwa behaupten, zwischen Ihnen und Herrn Maier sei kein Unterschied? Der Herr Maier zählt zwar auch zu den Menschen, hat aber ein ganz anderes Naturell. Genauso ist‘s mit Bier und Schnaps. Beide enthalten Alkohol, und doch ist der Unterschied beachtlich. Bier ist Bier und Schnaps ist Schnaps. Der Wein zum Beispiel ist ein ganz besonderer Saft Nur gut, daß Jesus Christus schon vor 2000 Jahren lebte, denn heute würde man ihm das Verwandeln von Wasser in Wein glatt verbieten. Er wäre ebenso ein Mensch zweiter Klasse, wie all jene Menschen, die anstelle des hochgepriesenen Mineralwassers Bier oder Wein trinken

Irgend etwas stimmt hier nicht:
Bei „Obst“ und „Gemüse“ haben wir die Unterscheidung zwischen guten und weniger guten Früchten schon gelernt. Nach demselben „Schema“ müssen wir auch aus dem Sammelbecken „Alkohol“ die brauchbaren und unbrauchbaren Getränke auseinander zu halten lernen. Die Regel ist einfacher als Sie denken: Met, Wein und Bier zählen nach Hildegard zu den **gesündesten** Getränken für den Menschen!

Das überrascht uns, wo wir doch alle der Meinung sein sollten, Bier und Wein seien schädlich, schließlich ist das alles ja „Alkohol“. Damit Sie nicht glauben, Hildegard hätte sich hier bestimmt geirrt, ein paar Zitate aus der Bibel:

„Er wird segnen deinen Wein". 5 Mo. 7,13
„Du lassest Wein sprossen, der des Menschen Herz erfreue". Spr. 3,10
Trink von dem Wein, den ich gemischt!" Spr. 9,5
Gebet Wein den Seelenbetrübten" Spr. 31,6 „
Trink deinen Wein mit fröhlichem Herzen". Pr. 9,7
„Wein erfreut das Leben". Pr. 10,19
„Rüsten wird der Herr ein Mahl von altem Wein" Jes. 25,6
„Was ist das Leben dem, der des Weines entbehrt?"
Sir. 31,27
„Genieße ein wenig Wein". 1 Ti. 5,23

Genügts?

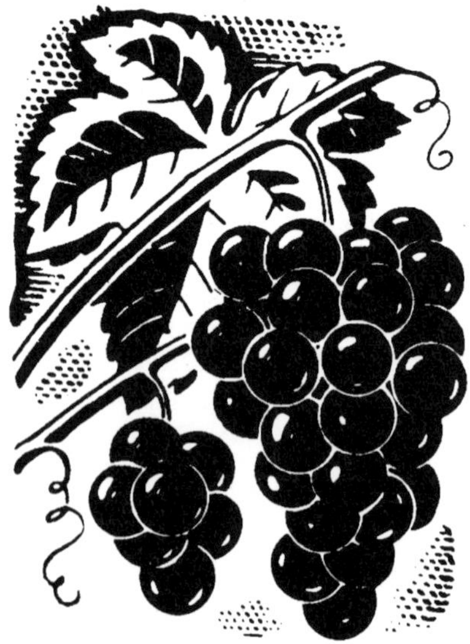

Wein

„Ein Wein, rein und von der Rebe, macht dem Trinker gutes und gesundes Blut, ein gepanschter aber ein schlechtes und wie mit Asche bestäubtes".

„Der Frankenwein ist stark und macht fast Stürme im Blut. Deshalb soll ihn, der davon trinkt, wässern. Der Hunsrücker Wein braucht keine Wasserbeimischung, denn sein Wein ist schon wässrig". (H. v. B.)

„Im Lehrbuch heißt es vom Wein:
„Der Wein ist nämlich das Blut der Erde und ist in Erde wie das Blut im Menschen und hat eine Art von

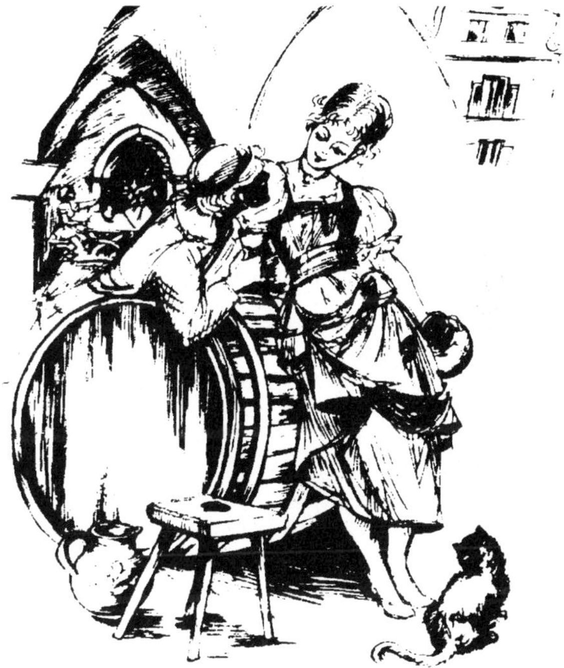

Gemeinschaft mit dem Blut des Menschen, befördert deshalb seine Wärme wie ein mit größter Geschwindigkeit sich drehendes Rad aus der Blase zum Mark hin und versetzt dies in gewaltige Hitze, so daß nun dasselbe Mark dem Blut die Glut des Lustverlangens zuteil werden läßt. Deshalb soll ein Mensch, der sehr guten, starken Wein trinken will, diesen mit Wasser vermischen, damit seine Kraft und Wärme etwas vermindert und gemäßigt wird. Auch dem Wein, den man Hunsrücker nennt, soll man einen Zusatz von Wasser geben, bis das Wasser die ihm eigene Herbigkeit und Säure erträglich macht und mildert, weil ebenso, wie das Blut trocken ist und nicht fließt ohne die Feuchtigkeit des Wassers, auch der Wein, ohne Zusatz von Wasser getrunken, den Menschen austrocknet und schädigt, seine körperliche Gesundheit beeinträchtigt und die Fleischeslust in ihn hineinträgt. Jegliche Nahrung und alle Getränke soll man in geziemender Weise, nicht zu warm und mäßig genießen . . .“

Wo sind die Modemacher? Führt doch ausnahmsweise einmal eine neue Trinkmode ein: Auf jeden Tisch eines Gastronomiebetriebes gehört automatisch zum Wein ein Kännchen Wasser. In guten Kaffeehäusern bekommt man zum Kaffee ein Glas Wasser. Serviert es doch auch beim Wein. Dann schädigt er den Menschen nicht.

Hildegard schreibt weiters über den Wein: **„Wenn auf einem Boden, der für Getreide fruchtbar ist, Wein wächst, so ist dieser für kranke Leute zum Trinken bekömmlicher wie Wein, der auf obstbringendem Boden wächst, also auf solchem, der nur mäßig Getreide hervorbringt, auch wenn solcher Wein schätzenswerter ist wie jener. Denn der Wein heilt und erfreut den Menschen mit seiner gesunden Wärme und seiner großen Kraft“.**
(H. v. B.)

„Der Wein **heilt** und erfreut den Menschen mit seiner gesunden Wärme und seiner großen Kraft!“

Ich will Sie nicht zum Trinken von „Alkohol“ verleiten, schon gar nicht, wenn Sie mobil sind, d. h. mit dem Auto fahren. Da haben die Einschränkungen sehr wohl ihre Berechtigung. Auch sollte sich niemand betrinken. Nur - und das muß einfach einmal ausgesprochen werden - eine generelle Alkoholfeindlichkeit schießt an der Wahrheit vorbei.

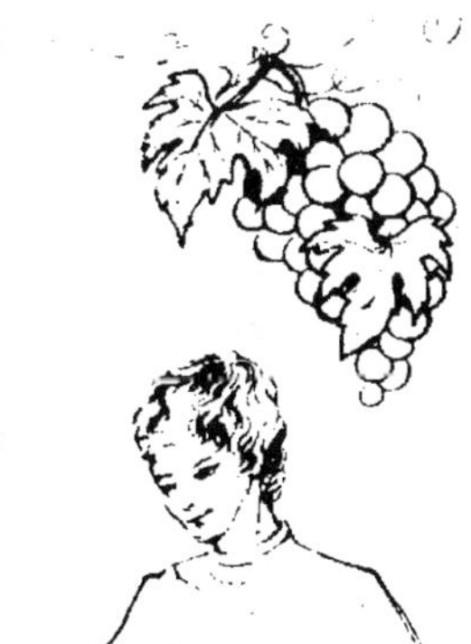

Ein oder zwei Gläschen Wein mit Wasser vermischt, während des Tages oder am Abend gemütlich getrunken, werden kaum jemandem schaden. Da müßten die meisten Menschen längst Alkoholiker sein und eine kaputte Leber haben. Besonders für ältere Menschen wäre z. B. hin und wieder ein Gläschen Wein gesund.
Es verleiht ihnen Kraft und baut das Blut auf.

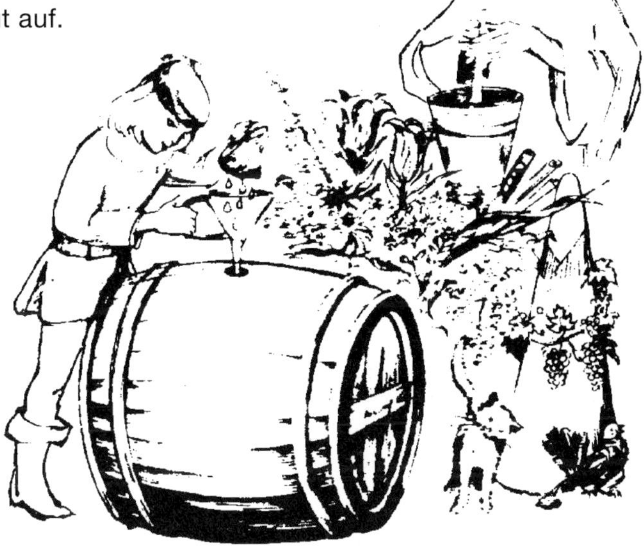

Ja, Wein wirkt blutbildend! Ich bin davon überzeugt, daß so manche Tablette mehr Schaden anrichtet (durch deren Nebenwirkungen) als ein oder zwei Achterl Wein pro Tag so er echt (nicht gepanscht) ist und mit etwas Wasser verdünnt getrunken wird.

So gut ich die Antialkoholwerbung für harte Getränke wie Schnaps, Rum und dergleichen verstehe, ebenso wenig Verständnis habe ich für die „Eintopfparole Alkohol". Wann hören wir endlich auf, alles in einen Topf zu werfen! Hildegard empfiehlt in ihren Diätanweisungen sehr oft Wein! Jedoch niemals Schnaps oder Rum und auch selten Wasser.
Hildegard warnt vor gepanschtem Wein und davor, schweren Wein pur zu trinken. Man sollte starken Wein wegen der Gefahr einer sinnlichen Erregbarkeit mit Wasser abschwächen. Weiters sollten wir in allem, was wir tun, Maß halten. Ein Zuviel ist ebenso verkehrt wie ein Zuwenig. Das gilt für all unsere Lebensbereiche, ob wir nun zuviel essen, trinken, schlafen, wachen oder zu wenig. **Was nicht mäßig ist, ist maßlos und deshalb falsch.**

Wir werden nicht soviel Bier oder Wein trinken, daß wir davon berauscht werden, aber mäßig genossen, wird es uns nicht schaden.
Mit Wein lassen sich nach Hildegard viele Heilmittel bereiten. Sie verordnet nur ganz selten Kräuterabkochungen in Wasser, also Tees, sondern läßt viel in Wein zubereiten. Der Wein dient als „Vehikel", als das für den Menschen passendste „Transportmittel", weil er mit dem Blut „Gemeinschaft" hat. Viele Menschen kommen in der Meinung, bei mir Kräutertee zu erhalten. Sie sind dann ganz enttäuscht, wenn ich ihnen sage, für dies oder jenes Leiden empfiehlt Hildegard einen Wein mit diesen oder jenen Kräuterauszügen „Um Gottes willen, das ist ja Alkohol, darf ich denn das trinken?" Sie dürfen. Sogar für die kranke Leber verordnet Hildegard ein mit Wein zubereitetes Heilmittel.

Mehr darüber im Kapitel Elixiere.

Bier

„Das Bier macht das Fleisch des Menschen fett und gibt seinem Antlitz eine schöne Farbe durch die Kraft und den guten Saft des Getreides". (H. v. B.)

Als ob Hildegard alle Eventualitäten einer negativen Auswirkung durch den Genuß von Bier beseitigen wollte, gibt sie uns den Rat für ein

„Gesundheitsbier"

„Wenn du etwa ohne Hopfen aus Hafer Bier bereiten willst, koch nur mit Grütze und sehr viel beigegebenen Eschenblättern und dieses Bier reinigt den Magen des Trinkers und macht seine Brust leicht und locker."

Vorläufig werden wir uns noch mit dem Bier aus Hopfen und Malz begnügen müssen, denn wer braut schon ein „Haferbier" mit Eschenblättern.
Wenn Sie ein guter Beobachter sind und einmal darauf aufmerksam gemacht wurden, wird Ihnen auffallen, daß Biertrinker zumeist einen ordentlichen (Bauch)-Umfang, aber auch einen gesunden Teint haben. Kraft des guten Saftes des Getreides. Prost!

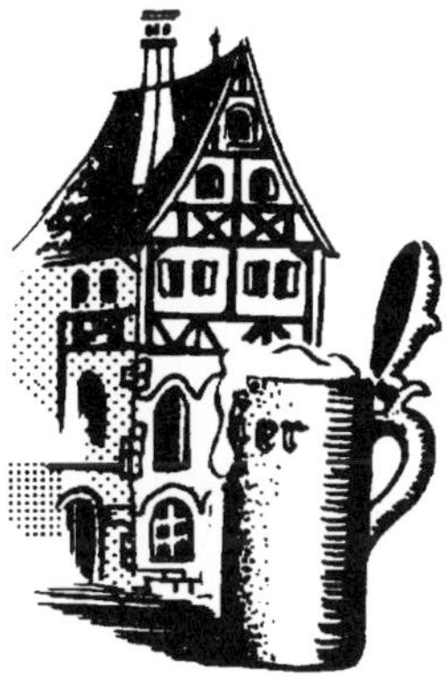

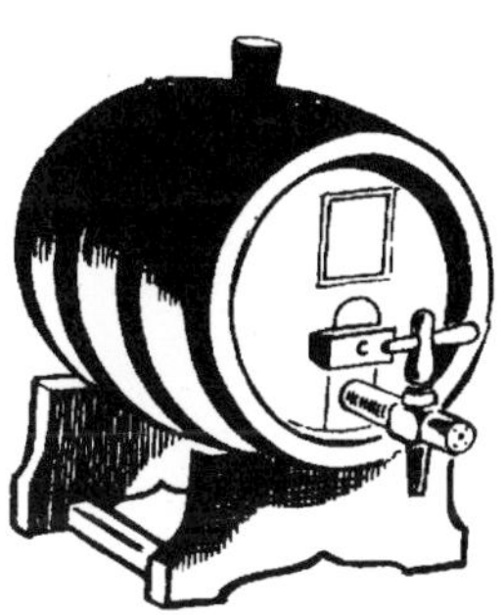

Wasser

Ohne Wasser kein Leben! Wasser ist aber nicht gleich Wasser. Es gibt gesunde und weniger gesunde Wasserarten. Von einer Heilquelle bis zum Regenwasser spannt sich ein weiter Bogen. Hildegard nennt sogar Gebiete, in denen das Quellwasser gesund ist, aber auch Stellen, aus denen kein gutes Wasser hervorkommt.
Interessant ist, daß Hildegard den Kranken vom Wassertrinken abrät.

„Das Wasser schwächt den Menschen und erzeugt zuweilen, falls dieser krank ist, um die Lunge herum Schleim, weil das Wasser schwach ist und keine große Kraft besitzt. Wenn aber der Mensch gesund ist und dann hie und da einmal Wasser trinkt, so wird ihm das nicht schaden". (H. v. B.)

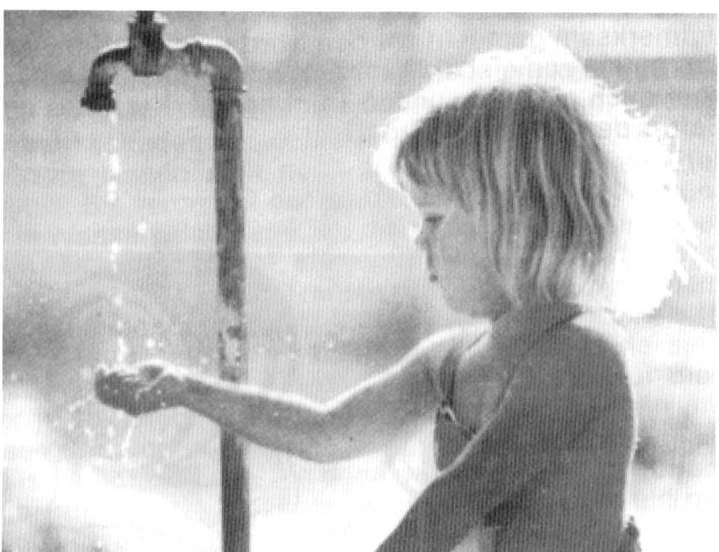

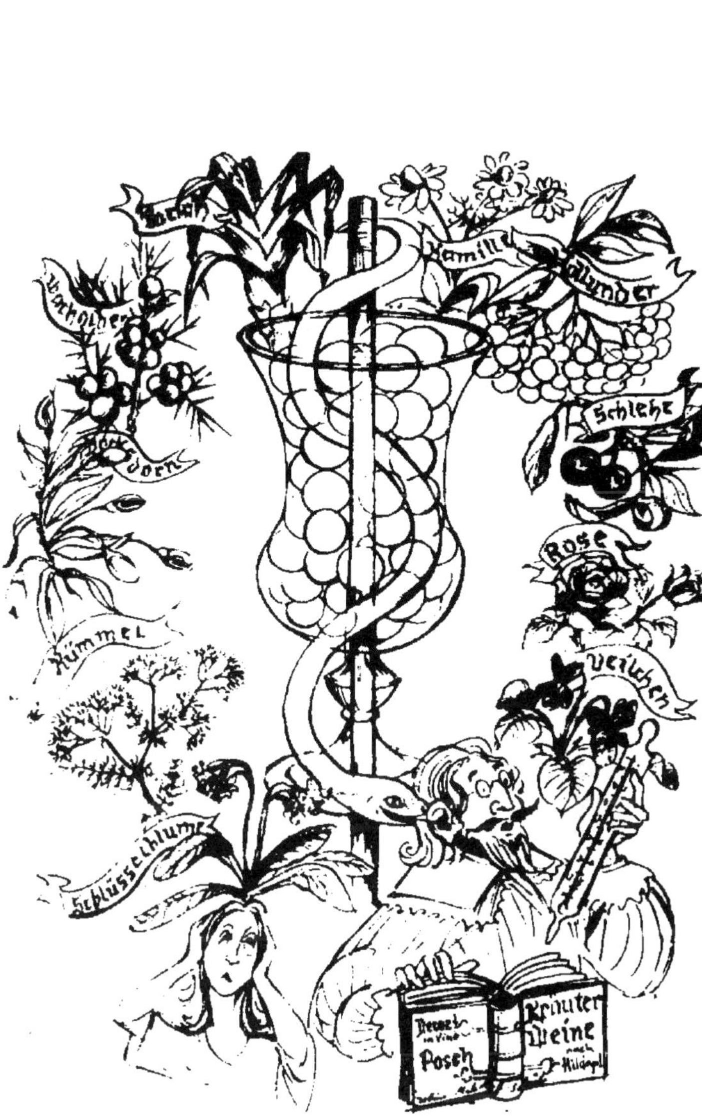
Wacholder
Kamille
Schlehe
Rose
Veilchen
Kümmel
Schlüsselblume
Posch
Kräuter
Weine
nach

Elixiere

Als Zahnpflegemittel eine Rebaschenlauge (Lixivum dentale)

Dieses Hildegard Zahnpflegemittel hat schon einigen an Paradontose Leidenden die dritten Zähne erspart. Das ist keine Übertreibung, sondern die Wahrheit. Das folgende Beispiel ist geradezu charakteristisch für den Effekt dieses Zahnpflegemittels:

Eine fesche Salzburgerin, Mitte 40, deren ganzer Stolz immer ihre schönen Zähne waren, litt seit ein paar Jahren an Zahnfleischschwund, der Paradontose. Alles Pinseln und was sie sonst noch empfohlen bekam, änderte nicht viel. Jeder Zahn wackelte. In einen frischen Apfel beißen - ganz unmöglich. Da würden die Zähne darin stecken bleiben. Die Frau hatte bereits einen Termin im Zahnambulatorium und sollte die „dritten“ Zähen bekommen, weil „nichts mehr zu machen“ ist.

Wenn Frauen einen solchen Kummer haben, so erfährt dies zumeist auch die Freundin. Diese wiederum wußte zufällig, daß hier mit dem Zahnspülmittel á la Hildegard vielleicht noch eine Chance besteht. Die Freundin besorgte ihr dieses Zahnspülmittel und die leidende Patientin spülte sich damit fleißig ihre wackeligen Zähne. Nach ein paar Tagen konnte sie sich bereits die Zähne putzen, ohne zu bluten. Als der Termin zum Reißen aller Zähne bevorstand ging sie zu ihrem Zahnarzt um feststellen zu lassen, ob das neue Gebiß noch nötig sei, denn ihre Zähne waren inzwischen wieder fest, wie angeschraubt. Der verwunderte Zahnarzt blies den Termin sofort ab und wollte wissen, was sie da getan habe. Der Frau blieb nicht nur viel Geld für die neuen Zähne erspart, sondern es blieben ihr auch die eigenen Zähne.

Ja, ganz einhellig wird mir immer wieder berichtet „Ich hab' schon soviel probiert wegen meiner Zähne, aber wirklich geholfen hat mir bisher nur dieses Zahnspülmittel". Das sind keine Einzel- oder „Glücksfälle", nein: Dieser Rebenaschenwein hilft ganz einfach. Davon kann sich jeder selbst überzeugen. Dieses Spülmittel beseitigt die eigentliche Entstehungsursache von Paradontose - den Zahnstein! Der Zahnstein löst sich, womit das zarte Zahnfleisch auf dem nun glatten Zahnschmelz wieder haftet und anwächst. Die rauhe Zahnoberfläche durch den Zahnstein ist ja schuld daran, daß das Zahnfleisch mangels eines glatten Zahnschmelzes nicht mehr haftet und immer weiter in die Zahntaschen geschoben wird. Dadurch werden die Zähne „länger" und locker, bis sie - so nichts dagegen unternommen wird - fast von selbst rausfallen.

Wenn Sie sich Rebzweige besorgen, können Sie sich diesen „Zahnwein" auch selber machen:

Zuerst brauchen wir ein paar Bündel Rebzweige, die wir beim Rückschnitt des Weinstockes erhalten und trocknen. Diese legen wir auf einen etwas erhöhten, sauberen Rost. Unter den Rost stellen wir eine breite Schüssel mit Wein. Dann entzünden wir die Rebzweige ohne Benzin, Papier oder andere Hilfsmittel. Nach und nach brennen diese Bündel ab und die glühende Asche fällt in die Schüssel mit dem Wein. Die Schüssel tragen wir sogleich nach dem Veraschen der Reben in die Küche, wo saubere Flaschen bereitstehen sollten. Unter ständigem Rühren (wegen der gleichmäßigen Verteilung der Asche) füllen wir dieses Wein-Aschegemisch in die bereitstehenden Flaschen. Damit keine halbverkohlten Holzstücke dazukommen, benützen wir beim Umfüllen neben dem Trichter auch noch ein feines Sieb. Sollte der Wein durch die Glut nicht auf annähernd 80 Grad Celsius erhitzt worden sein, so müssen wir ihn vorher noch auf dem Herd auf diese Temperatur bringen. Anschließend werden dann noch die gefüllten Flaschen sterilisiert, wie man das beim Einmachen von Säften macht. Peinlichst saubere Arbeit ist hier oberstes Gebot, sonst verdirbt dieses Zahnspülmittel nach kurzer Zeit. Entscheidend ist, daß die noch glühende Asche sofort in Verbindung mit dem Wein kommt. Nur dadurch erfolgt die notwendige, chemische Reaktion. Ich bin zwar kein Chemiker, glaube aber Hildegard, wenn sie sagt. „Und mache so eine Lauge daraus“. Es muß Rebenasche und keine andere „Holzasche“ sein.

Vor Gebrauch schütteln wir die auf den Boden gesunkene Asche auf und spülen uns mit einem „Schluck“ den Mund. Am besten schwabbelt man mit den Backen hin und her, steckt nach ein, zwei Minuten die Zahnbürste in den Mund und putzt sich mit diesem Spülmittel auch noch die Zähne. Dadurch werden sie tatsächlich strahlend schön. Es gibt kein Zahnfleischbluten mehr, keinen Zahnstein, sondern gesunde und schöne Zähne. Es ist ganz sicher eines der besten Zahnpflegemittel, das es gibt und müßte neben jeder Zahnbürste einen Ehrenplatz einnehmen. Die Zähne werden auffallend glatt. Nur eines sollte man nicht: Dieses Spülmittel schlucken. Wenn es seinen Dienst erwiesen hat, wird es, wie jede Zahnpasta auch, ausgespuckt. Wer dieses Zahnpflegemittel einmal verwendet hat und die Wirkung kennt, will es nicht mehr vermissen. Man kann bei den katastrophalen Zuständen der Zähne dieses Mittel den modernen Menschen nicht genug empfehlen. Wenn in der Schule den Kindern Fluortabletten gegen Karies so halb empfohlen, halb verordnet werden, ist es durchaus legitim, auch auf ein natürliches und wirksames Zahnpflegemittel hinzuweisen. Hildegard schreibt dazu:

„ . . . wenn das Fleisch um die Zähne fault und wenn die Zähne schwach sind, reinige die Zähne und das Zahnfleisch mit diesem Wein und tu es oft, so werden die Zähne kräftig und ihr Fleisch gesund. Wenn die Zähne aber gesund sind, nützt ihnen dieses Mundwasser auch und sie werden schön.

Schlehenwein

40 Gramm Schlehenasche (= verbranntes Schlehenholz, Zweige von der Dornschlehe) werden mit 20 Gramm Zimtpulver und 10 Gramm Nelkenpulver vermengt und in 1400 ml reinstem Wein - de facto zwei Bouteillen aufgekocht. Nach fünf Minuten Kochzeit - Vorsicht schäumt - werden 200 Gramm reinster Bienenhonig hinzugefügt, nochmals zum Sieden gebracht und sofort so heiß wie möglich filtriert (Rundfilter oder Kaffeefilter). In saubere Flaschen abfüllen. Die Indikation lautet: Gicht, Arteriosklerose mit motorisch-sensorischen Störungen.

„. . . davon trinke morgens mäßig, reichlich mittags und oft und die Gicht läßt von ihm ab, sodaß einer seine Sinne wieder erhält und seine gesunden Glieder, weil dieser Trank besser ist als Gold“. (H. v. B.)

Nach Hildegard ist auch Gold gegen die Gicht wirksam:

Goldwein

Nach den Angaben Hildegards müßte reines Gold glühend gemacht und damit Wein erhitzt werden. **„So gewärmt und getrunken hilft er gegen Gicht“.**

Das Problem dabei „Woher nehmen? Mit einem Trick kommt man auf dasselbe Ergebnis. Man läßt sich einen Tauchsieder vergolden, lötet zusätzlich einen (oder mehrere) Golddukaten drauf und erwärmt damit ein Glas Wein. Das ist der „Goldwein“ für den Rheumatiker in der „do it yourself“-Methode.

Rainfarnwein

Als zuverlässiges Mittel gegen die „Altmännerkrankheit“, dem Prostataleiden, hat sich der mit Wein vermischte Rainfarnsaft bewährt. Trinkt man einige Tage lang von diesem Rainfarnwein, so löst sich der Prostataknoten (Adenom) und der Urinabgang wird wieder frei.

Die Hirschzunge (Phyllitis scolopendrium)

erweist sich als warm und nützt der Leber, Lunge, und den schmerzenden Gedärmen. Nimm also Hirschzunge und koch sie stark in Wein und gib dann reinen Honig dazu, laß dies noch einmal aufwallen, ferner laß langen Pfeffer und zweimal soviel Zimt gepulvert in dem vorgenannten Wein ebenfalls noch einmal aufschäumen, seih' durch einen Lappen und mach so einen Heiltrank und trinke davon vor und nach dem Essen; das nützt der Leber, reinigt die Lunge und heilt schmerzende Gedärme und nimmt innere Fäulnis und den Schleim". (H. v. B.)

Dieses „Hirschzungen-Elixier" hat schon so manchem Leberkranken gut getan. Natürlich muß dafür guter Wein verwendet werden und kein gepanschter, und alles genau nach Rezept gemacht werden, wie z. B. den Honig mitkochen! Ja, das tut den Vitamindenkern weh. „Da gehen doch alle Vitamine verloren". Noch einmal: Es kommt hier nicht auf die im Honig enthaltenen Vitamine an. Wenn dieser Trunk der Leber nützen, die Lunge reinigen, die schmerzenden Gedärme heilen und innere Fäulnis entfernen soll, dann muß der Honig mitgekocht werden.

Entsprechend diesem Rezept wird 3 x gekocht! Dieses Elixier enthält deshalb kaum noch Alkohol, weil der meiste verdampft. Also brauchen wir gar nicht so ängstlich zu sein.

Das Hirschzungen-Elixier hat sich zur Behebung von Bronchitis, chronischem Husten und Erkrankungen des Eingeweidekomplexes bewährt. Hiezu zählt auch die Behandlung der Leber- und Gallenleiden, Nieren-, Blasen und Frauenleiden.

Hildegards Maitrank - die Frühjahrskur

Zu einem der wirksamsten Universalmittel Hildegards zählt der Maitrank, welcher ebenfalls auf Weinbasis mit Frühlingswermutsaft und Honig bereitet wird. Wie so oft bei Hildegards Texten, sieht man auch hier nicht auf Anhieb, daß wir mit diesem Trank ein vorzügliches Mittel gegen die Verkalkung der Adern haben. Hildegards Verheißungen lauten:

„. . . davon trinke von Mai bis Oktober nüchtern jeden dritten Tag. Das vertilgt die „Lanksucht" und Melancholie in Dir und macht Deine Augen klar. Es stärkt das Herz und verhindert, daß Deine Lunge krank wird. Es wärmt den Magen und reinigt die Eingeweide und gibt gute Verdauung". (H. v. B.)

Nur ein Tüftler, Forscher und Hildegard-Kenner wie Dr. Hertzka, findet aus diesen Angaben den Zusammenhang mit der Arteriosklerose heraus. In seinem Buch „Das Wunder der Hildegard-Medizin" schreibt er darüber:

Das Stichwort heißt „Lanksucht". Die Lanken bedeuten den biegsamen Teil zwischen Rippen- und Beckengürtel. Hildegard meint damit die Nierengegend, ja das ganze Nierensystem. Nach Hildegard ist die Niere das eigentliche Altersorgan. Schlecht funktionierende Nieren verursachen und beschleunigen den Alterungsvorgang, die Verkalkung, wodurch eine chronische Nierenschädigung eintritt. Die Arteriosklerose schädigt auch das Herz, die Sehkraft und stört die Funktionen des Magen-Darmtraktes. Vor allem leiden darunter auch die Eingeweide, zu denen nach Hildegard neben den Sexualorganen auch die Drüsen mit innerer Sekretion gehören, wie z. B. die Bauchspeicheldrüse. Gerade von dieser wissen wir, daß sie durch Arteriosklerose funktionsschwach wird und im Laufe der Zeit (Sucht) zur Zuckerkrankheit führt.

Genau gegen diese „Kettenreaktion" wirkt diese Kur. Was diese Kur leistet, kann sich sehen lassen: Sie tilgt den Mutterstoff aller schweren Krankheiten im Menschen, das sogenannte Melanche Chem. Sie macht Deine Augen klar und stärkt das Herz. Sie duldet kein Krankwerden der Lunge, gibt eine gute Magendurchblutung, säubert die Eingeweide und bereitet gute Verdauung. Damit haben wir in der Frühlingskur die ideale Arteriosklerose-, Alters- und Diabetes- Vorbeugung.

Die Symptome der Verkalkung

Die Angaben, die Hildegard zur Bekämpfung von Krankheiten macht, erscheinen uns auf den ersten Blick recht originell, ja sogar ausgefallen. Es gäbe noch vieles zu sagen. Hochinteressante Details, wie z. B. der vorgeschriebene Rhythmus von drei Tagen: „Trinke an jedem dritten Tag", dazu die tiefere Bedeutung der vorgeschriebenen Jahreszeit, „von Mai bis Oktober" usw.

Wie Dr. Hertzka sagte, beginnt mit schlecht funktionierenden Nieren der ganze Rattenschwanz an Folgeerkrankungen. Die Nieren filtern nicht mehr alle Ausscheidungsprodukte durch, weshalb es im Blut, besser gesagt in den Adern, zu Kalkablagerungen kommt, welche mit den Blutfetten verhärten und verkrusten. Damit wird eben einer Reihe von Krankheiten Tür und Tor geöffnet. Anfänglich macht sich die beginnende Verkalkung mit Energielosigkeit, Leistungs- und Konzentrationsschwäche bemerkbar und führt auch zu leichter Vergeßlichkeit. In weiterer Folge gesellen sich Depressionen mit Gleichgültigkeit dem Leben gegenüber dazu. Es fehlt an Antrieb und Lebensmut. Neben Kontaktschwierigkeiten fällt auch noch die erhöhte Reizbarkeit auf. Herzinfarkt, Schlaganfall und Angina pectoris sind die häufige Folge.

Viele Hildegard-Freunde nehmen diesen Maitrank als Prophylaktikum (vorbeugend) ab einem gewissen Alter (über 40 J.) zum Teil alljährlich und machten damit die besten Erfahrungen. Lesen Sie selbst:

Frau A. O. Mannheim (13. 10. 81): „Nachdem ich dieses Jahr die zweite Kur gemacht habe, möchte ich Ihnen mitteilen, daß diese Kur wirklich alles hält, was sie verspricht. Meine Periode ist wieder regelmäßig, war schon am abklingen, und mein Arzt meinte, da könnte man auch nichts mehr machen in meinem Alter (42). Die Glaskörpertrübung in meinen Augen ist plötzlich verschwunden.
Ich dachte, das würde Sie interessieren . . . „

Frau Herta W.: „Ergänzend möchte ich noch sagen, daß meine 70-jährige Mutter durch die Frühlingskur 1980 erstmals keinerlei Beschwerden mehr hat, wo sie seit Jahren immer mit der Leber, Galle und Schilddrüse Probleme hatte. Außerdem legt sie eine mir für dieses Alter fast schon ungewöhnlich erscheinende Energie an den Tag".

Frau Maria K. Au a. L.: „Ich bin mit ihrer „Frühjahrskur" sehr zufrieden, obwohl sie anfangs nicht gleich gewirkt hat. Aber nach und nach ist es dann besser geworden. Ich war ja ganz niedergeknickt und depressiv, hatte keine Lebensfreude und Arbeitslust. Nun ist es bei mir zu einem Arbeitsantrieb und zu einer großen Energie gekommen. Meine Schwester wundert sich über mich weil ich mich so verändert habe. Sie will nächstes Jahr auch diese Kur machen . . ."

Frau Anna S.: Abfaltersbach: „. . . bin mit der Kur sehr zufrieden. Ohne sie wäre ich mit meinen 80 Jahren wahrscheinlich nicht so gesund und rüstig, wie ich mich jetzt fühle".

Frau Maria L., aus Wien (31. Okt. 1983): Über d. Ergebnis der Maikur bin ich restlos begeistert. Mein Wohlbefinden ist von Monat zu Monat gestiegen. Ich fühle mich jetzt so frisch und kräftig, wie seit langem nicht, obwohl in ein paar Wochen 82 Jahre alt werde. Was mich besonders freut, ist die Tatsache, daß ich alle chemischen Mittel, die ich für Herz, Blutdruck, Kreislauf, etc. verschrieben bekommen habe, nach und nach weglassen konnte. Und darüber bin ich besonders froh..."

Vielleicht ist es mit ein Grund am Erfolg mit den Hildegard-Mitteln, weil ich mich ganz genau an ihre Anweisungen halte und nichts eigenmächtig an den Rezepten ändere. Außerdem habe ich bei einem biologischen Weinbauern ein eigenes Weinfaß. An diesem Wein wird „nichts gemacht" d. h. weder aufgezuckert, noch mit anderen Rebsorten vermischt, oder was sonst noch in dieser Branche üblich ist .

Lavendelwein für die Leber!

Sie haben richtig gelesen, auch das gibt es bei Hildegard.

„. . . wer ihn oft lau(warm) trinkt, dem mildert er die Schmerzen der Leber und der Lunge und die Dämpfigkeit in der Brust und macht rein sein Wissen und klar seine Gedanken“.

Gemeint ist die Leberschwellung, die man spürt, sowie die verengende Atemnot bei Stauungen, dem sogenannten kleinen Kreislauf (Lungenkreislauf).
Darüber hinaus für alle, die einen „klaren Kopf“ haben wollen.

Zubereitet wird dieser Wein, indem man Blüten und Blätter vom Lavendula spica - nicht Lav. angustifolia resp. vera - in Wein kocht. Diese seltene Lavendelart muß es sein.

Lorbeerwein

Ein netter Reisender kommt ab und zu auf ein kurzes Gespräch bei mir vorbei. Er ist seit Jahren ein begeisterter Hildegardfreund und sagte mir: „Wissen Sie, was mir bei der Hildegard-Medizin am meisten imponiert? Es ist die Eigenheit, daß alle Krankheiten ihren Schrecken verlieren. Man ist nicht mehr so ängstlich, wenn es einmal dort oder da zwickt. Ich bin seither um vieles glücklicher geworden. Hildegard gibt einem ein so freies Gefühl“.
Tatsächlich leben viele Menschen heute in einer völlig unbegründeten, ja krankmachenden Angst. Angst vor Krebs, Angst vor dem Herzinfarkt, Angst vor diesem und jenem. Habt keine Angst! Viele Krankheiten entstehen durch unsere Überängstlichkeit. Angst schlägt sich auf den Magen. Wenn Sie wegen Aufregungen oder aus Angst vor diesem und jenem Magenschmerzen bekommen, oder, weil Ihnen etwas im Magen liegt, dann brauchen Sie nicht gleich ängstlich denken, nun haben Sie also den Krebs auch noch. Nein, dann hol' Dir in der Apotheke

100g Lorbeeren und koche sie in gutem Rotwein und trinke ein paar Achterl in entsprechenden Zeitabständen gut warm und die Magenschmerzen werden vergehen, wie sie gekommen sind.
Hildegard schreibt dazu: **„Wenn du im Magen Schmerzen hast, trinke diesen Lorbeerwein warm und er nimmt Deinem Magen den Schleim, reinigt ihn und vertreibt auch das Fieber aus ihm“.**

Ein vernünftiger Mensch kann sehr wohl abschätzen, ob er sich den Magen verdorben hat, durch zu hastig, zu heiß oder zu kalt gegessene Speisen, ob ihm ein „Knödel“ unverdaut im Magen liegt, oder etwas Ernstes dahintersteckt .
Dieser Wein ist jedenfalls in der Lage, harmlose Magenerkrankungen zu beseitigen. Für schwere Magenleiden hat Hildegard ein noch wirksameres Magenelixier, das

„Sclarea“ Magenelixier

Salvia Sclarea lautet die lateinische Bezeichnung für den sogenannten Scharlachsalbei. Die Pflanze gedeiht in Südeuropa und ist in unseren Breiten kaum zu finden. Genau diese Salbeiart muß es sein, welche wir für ein vorzügliches Magenelixier neben einer heimischen Minzenart und Fenchel benötigen.

„Wenn der Magen so schwach und durch Speisen fast eitrig ist, trinke oft nach Tisch und zur Nacht. Sein Magen wird angenehm geheilt und gereinigt und er wird Eßlust bekommen“. (H. v. B.)

Wenn einem des Magens wegen der Appetit vergeht, weil er „schwach und eitrig“ ist, dann greifen wir zu diesem reinigenden und heilenden Trunk. Bei Hildegard erfahren wir erst, was sich im Magen alles abspielt. Der kann einmal etwas nicht verdauen und die Speisen beginnen im Magen zu schimmeln. Sie schreibt das, obwohl sie sicher in keinen Magen geblickt hat. Ein anderer wird eitrig! Klar, daß einem da der Appetit vergeht. Die Operateure greifen oft sehr rasch zum Messer und nehmen 2/3 des Magens heraus. Hildegard ist anderer Meinung. Sie empfiehlt bei schweren Magenleiden diesen Trunk.

Aus Schärding schreibt mir dazu Herr J. P.:

„Ich litt schon längere Zeit an Magengeschwüren, war wiederholt in ärztlicher Behandlung, machte eine Spritzenkur und es wurde nicht besser. Ich sollte mich unbedingt operieren lassen. Da ich gerade beim Hausbau war, verschob ich die Operation, konnte aber nur mehr breiige Sachen essen und hatte ständig Schmerzen.
Durch Zufall erfuhr ich von der Hildegard-Medizin und dem Sclarea-Magenelixier. Schon nach der ersten Flasche hatte ich Erleichterung. Jetzt habe ich wieder Appetit und kann arbeiten. Ich bin schmerzfrei und möchte nun wissen, wie lange ich das Elixier noch nehmen soll . . .“

„Trinke oft“ sagt Hildegard. So oft und solange bis man wieder gesund ist. Das kann bei dem einen drei Tage dauern, beim anderen vielleicht zwei Wochen.
Es ist wirklich ein Jammer, wie wenig die moderne Medizin für Magenkranke zu bieten hat. Nach erfolglosem Einsatz einiger Medikamente gibt es nur noch das Skalpell. Wer sich nicht operieren lassen will, bleibt ein chronisch Magenkranker. So ergeht es nicht nur Magenkranken sondern auch den Herzkranken, den Rheumatikern, Leberleidenden usw. Sie bleiben herzkrank, magenkrank, leiden weiter an Rheuma und der Leberleidende bekommt eine lebenslängliche Diätvorschrift, weil man nicht in der Lage ist, die Leber wieder völlig zu heilen. Ist es da noch verwunderlich, wenn die Patienten am Ende der modernen Medizin „untreu“ werden und ihr Heil in den Naturheilmitteln suchen?

Ich bin kein Naturhuldiger oder Gegner der modernen Medizin. Sie hat großartige Leistungen vollbracht und ist in unserer Gesellschaft unentbehrlich. Sei es die Unfallchirurgie, die Geburtshilfe, Behebung von Mangelkrankheiten oder in der Bekämpfung von Seuchen usw. Nur: mit noch größeren Krankenhäusern, noch mehr Pillen und Spritzen, noch mehr Betten, noch mehr Apparaturen und Intensiveinrichtungen führt der Weg an den wahren Problemen vorbei. Dort, wo der Mensch zur Nummer wird, nicht mehr erfährt, was ihm eigentlich fehlt, nichts mehr zu sagen hat, genau hier beginnt der Vertrauensschwund bemerkbar zu werden.

Da spreche ich nicht nur so manchen Patienten aus der Seele, nein, namhafte Ärzte selbst sind es, die heute ihre Zweifel an der Richtigkeit dieses Medizinsystems anmelden.

Wir brauchen eine neue Medizin

„Die heutige Medizin reicht nicht aus, um die Bedürfnisse der Kranken lösen zu können. Der Zustand der Volksgesundheit steht in keinem akzeptablen Verhältnis zu den gigantischen Aufwendungen in unserem Gesundheitswesen“.

„Es ist daher kein Zufall, daß die Diskussion über eine notwendige Wende der Medizin immer engagierter wird“.
„Solange es Menschen gibt, die trotz der Fortschritte der naturwissenschaftlich-technischen Medizin nicht gesund werden, ist es legitim, die Homöopathie anzuwenden“.

„Angesichts der Vorkommnisse und Anschuldigungen gegen unseren Stand ist es notwendig, nachdrücklich auf die Freiheit des Patienten hinzuweisen, sich den Arzt und die Therapieform auszusuchen, zu der er durch eigene Erfahrung das meiste Vertrauen hat und von dem er sich Erfolg verspricht“.

„Wir brauchen eine andere, eine neue Medizin und Ärzte, die bereit sind, neben ihrem Studium sich einer zusätzlichen Ausbildung zu widmen, von der sie überzeugt sind, dann kranken Menschen besser dienen und helfen zu können“.

Soweit einige Aussagen von Prim. Dr. M. Dorcsi.

Der ❤-Wein

darf nicht fehlen. Ist er doch ein typisches Hildegard-Hausmittel zur Selbstherstellung.

Hildegard schreibt:

„Wer im Herz oder in der Milz, oder in der Seite Schmerzen hat, der koche Petersilie in Wein und füge etwas Essig und genug Honig bei, und dann seihe er es durch ein Tuch, und so trinke er oft, und es heilt ihn."

Man kocht also einen kleinen Bund Petersilie (7-10 Blätter) in 1 l gutem Wein (2-3 Min.), zieht den Topf vom Feuer, gibt 2 Eßlöffel Weinessig und ca. 200g Honig dazu, rührt den Honig gut auf und dann läßt man das ganze nochmals kurz aufkochen. Abseihen und heiß in peinlich gesäuberte Flaschen füllen.
Spürt jemand das Herz, oder fühlt man sich schlapp und abgespannt, dann kommt unser Herz-Hausmittel zum Einsatz: Ein paar Stamperl mehrmals am Tag, einige Tage lang einnehmen und die Beschwerden verfliegen, wie sie gekommen sind.
Auch bei Schlaflosigkeit, die sehr oft durch eine Herzunruhe hervorgerufen wird (Streß, Sorgen, ...) hat sich der Herzwein bewährt. Man trinkt vor dem Schlafengehen 2-3 Likörglas voll und das Schäfchenzählen hört sich auf.

So wahr mir Gott helfe

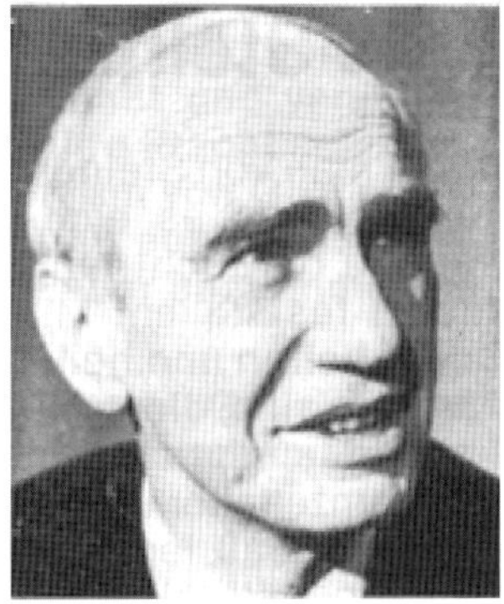

Dr. Rudolf Kirchschläger hat als erster Präsident der zweiten Republik die verfassungsrechtlich erlaubte Zusatzformel „So wahr mir Gott helfe" bei seiner Angelobung ausgesprochen. Dieser Mann an der Spitze unseres Staates, der an sich und seine Umgebung sehr hohe moralische Anforderungen stellt, hilft auch dem unterprivilegierten Staatsbürger in dessen Anliegen.
Als Geste des Dankes möchte ich Ihnen kurz schildern, welche Hilfe mir durch unseren Bundespräsidenten Dr. Kirchschläger zuteil geworden ist:
Nachdem ich meinen Job in der Cumputerbranche auf den Nagel hing, um mich ganz der Hildegard-Medizin widmen zu können, begann ich mit der Erzeugung von Hildegards Naturmitteln. Genau nach Rezept, versteht sich. Dies gab jedoch einmal Anlaß zu einer Beanstandung seitens der Behörde, weil eine gesetzliche Zuordnung der Produkte noch nicht klar definiert war.
Frau Ilse Maurer, ehemalige Sekretärin der Präsidentschaftskanzlei und begeisterte Hildegard-Freundin, wandte sich in dieser Problematik unverzüglich an den Bundespräsidenten. Der Termin zu einer persönlichen Vorsprache bei Dr. Rudolf Kirchschläger ließ nicht lange auf sich warten. Nachdem ich ihm die Lage dargestellt hatte, zeigte er großes Verständnis, sich der Sache Hildegard anzunehmen. Aufgrund der Bemühungen unseres Bundespräsidenten wurden diese Probleme so gelöst, daß ich heute auf einer gesetzlichen Grundlage stehe.
Dafür danke ich unserem Bundespräsidenten Dr. Rudolf Kirchschläger auch im Namen aller Hildegardfreunde es sind tausende aus dem In- und Ausland - auf diesem Wege für seine Bemühungen aus ganzem Herzen.

Edle Steine

Kann man von Steinen eine medizinische Wirkung erwarten oder ist es eine Ausgeburt von Aberglaube? Ich will Sie gar nicht lange auf die Folter spannen und sogleich feststellen: Mit edlen Steinen kann man genausogut helfen und heilen, wie mit Kräutern. Der modernen Medizin sind diese Wirkungen gar nicht mehr so unbekannt. Man spricht von einer oligodynamischen Wirkung. Im Atomzeitalter und in der Strahlenforschung kommt man dahinter, daß jeder Gegenstand eine Strahlung abgibt, eine Eigenstrahlung hat und etwas bewirkt.

Wiederum ist es die Hl. Hildegard, die uns in dieses weithin unerforschte Gebiet „einweiht":

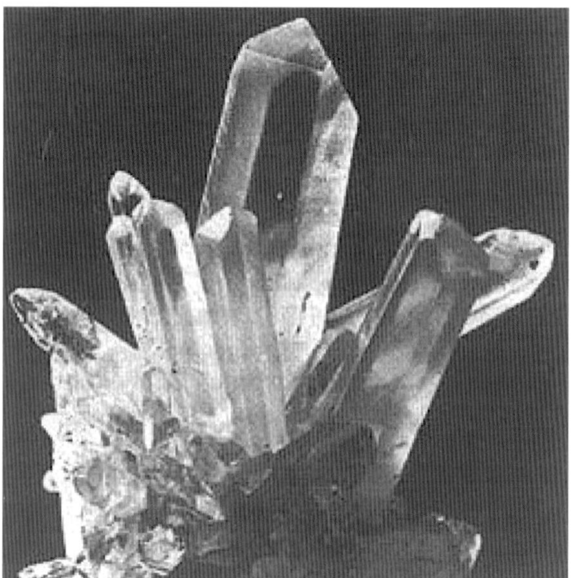

Bergkristall

„Jeder Stein hat Feuer und Feuchte in sich. Der Teufel verabscheut die wertvollen Steine, haßt und verachtet sie, weil sie ihn daran erinnern, daß ihre Pracht schon erstrahlte, ehe er selbst wegen seiner ihm von Gott verliehenen Ehrenstellung zu Fall kam, und auch deswegen, weil gewisse wertvolle Steine vom Feuer abstammen, in welchem er selbst seine Strafe findet . . .“

„Sie enthalten viele Kräfte und Wirkungen. Gar viel kann durch sie bewirkt werden, doch nur gute und ehrenhafte Werke, die dem Menschen nützlich sind . . .“

„Andere Steine wachsen nicht auf die erwähnte Weise (wie Edelsteine) in jenen Bergen, sondern entstehen durch andere und unbedeutende Vorgänge. Gemäß ihrer Beschaffenheit kann durch sie mit Gottes Erlaubnis Gutes und Böses vollbracht werden. (z. B. mit Uran!) Gott aber hatte den ersten Engel nur mit wertvollsten Steinen geziert. Luzifer sah in ihrem Lichte die Gottheit sich spiegeln und schöpfte daraus seine Weisheit. Durch sie wußte er, wie viele Wunder Gott vorhatte. Da überhob er sich in seinem Sinn, und weil sein strahlendes Edelsteinkleid (Js. 14,12) im Lichte funkelte, vermeinte er, ein Gleiches und noch mehr als Gott vollbringen zu können. Da wurde sein Glanz gelöscht. Gott aber erneuerte in Adam dessen besseren Teil und ließ nicht zu, daß Glanz und Kräfte der Edelsteine verloren gingen. Er wollte sie auf Erden sein lassen zu seiner Ehre, zu Segnungen und als Heilmittel“. (H. v. B.)

Die Edelsteine sind, so könnte man sagen, ein „Überbleibsel“ aus dem Paradies. Wenn wir von „strahlender Schönheit“ sprechen, verbinden wir damit nicht den Gedanken an alles Edle, Schöne und Vollkommene? Die Edelsteine sind wie ein „materialisierter Gedanke Gottes“ und wirken durch deren Strahlung auf uns ein.

Achat

„Wenn ein Mensch diesen Stein tragen will, so lege er ihn auf die bloße Haut, damit dieser sich dadurch erwärmt. Auf solche Weise angewandt, macht seine Art den Menschen geschickt und feinfühlig und klug im Gespräch, weil dieser Stein aus Feuer und Luft und Wasser geboren wurde. Denn wie eine schädliche Pflanze Blasen und Geschwüre an der Haut des Menschen auffahren läßt, so machen andererseits manche Edelsteine, an die menschliche Haut gebracht, durch die ihnen innewohnenden Kräfte den Menschen gesund und tüchtig.

Wenn ein Mensch an der hinfallenden Krankheit (Epilepsie, Fallsucht, Anfallsleiden) leidet, und wenn er mondsüchtig ist, so trage er auf seiner bloßen Haut immer einen Achat bei sich, und es wird ihm dadurch besser gehen . . ." (H. v. B.)

Wie oft hören wir: „Ich kann mich nicht richtig ausdrücken, aber Du weißt schon, was ich meine". Tatsächlich können viele Menschen ihre Gedanken nicht in verständliche Sätze formulieren. Sie können sich nicht ausdrücken, nicht artikulieren, weil zwischen dem, was sie sagen wollen und dem, was sie denken, scheinbar unüberwindliche Barrieren sind. Genau diese werden durch das Tragen eines Achates allmählich abgebaut und im günstigsten Fall sogar beseitigt. Erwarten wir allerdings nicht, daß aus einem wortkargen Menschen, ein Rhetoriker wird.
Geh zu einem Mineralienhändler, kaufe Dir eine flache Achatscheibe, laß ein Loch für den Anhänger bohren und trage ihn an eine Halskette gehängt auf der Brust. Wenn man Dich eines Tages frägt, wirst Du Rede und Antwort stehen können. Mit anderen Worten: Ein „Geheimtip" für Studenten!

Bergkristall

„Wem aber ein Drüsengeschwulst an der Kehle wächst (Kropf) oder anschwillt, wärme den Bergkristall in der Sonne. Über den also gewärmten Stein gieße Wein und trinke davon oft und drücke auch den sonnengewärmten Bergkristall oft an die Kehle über die „Hube“, und sie wird kleiner werden“. (H. v. B.)

Das wäre ein Mittel gegen den „Kropf“. Einen Bergkristall kann man um wenig Geld bei jedem Mineralienhändler oder Goldschmied kaufen. Meine Mutter ist an den Folgen einer Kropfoperation (vor 34 Jahren) gestorben. Von den Wirkungen eines Bergkristalles konnte ich damals (mit 4 Jahren) noch nichts wissen. Doch Kröpfe gibt es noch heute. Sie werden verstehen, wenn ich Ihnen zuerst den Bergkristall empfehle und von einer Operation abrate.

„Wer im Herzen oder im Magen oder im Bauch Schmerzen leidet, wärme den Bergkristall in der Sonne und gieße über den gewärmten (Stein) Wasser und lege auch denselben Kristall sogleich in dieses Wasser für eine kurze Weile und nehme ihn dann heraus. Dieses Wasser trinke oft, und es wird mit dem Herzen oder dem Magen oder mit dem Bauch besser«. (H. v. B.)

Dazu Dr. Hertzka:

Das Leiden, bei welchem Magen, Darm und Herz in gleicher Weise schmerzhaft ergriffen werden, nennt man „Gastrocardialer Symptomenkomplex“. Sehr häufig verbergen sich dahinter Gallensteinbeschwerden oder andere Gallenstörungen. Es läßt sich oft nicht einfach erkennen, ob dabei das Herz oder die Verdauungsorgane der am meisten erkrankte Teil sind. In solchen Fällen handelt es sich also um eine Krankheit, auch wenn zwei Organe davon betroffen sein können. Auch das Blähungsleiden fällt zum Teil hier herein.

Jaspis

„Bei wem sich im Herzen oder in den Lenden oder an einem anderen Körperglied des Menschen Säftestürme erheben, d. h. die Gicht, der lege einen Jaspis auf diese Stelle und drücke ihn fest an, bis er dort warm wird und die Gicht wird weichen, weil die gute Wärme und die guten Kräfte heilsam wirken gegen jene falsch warmen und kalten Säfte«. (H. v. B.)

Die Organzusammenstellung „Herz, Kreuz (Lenden) und Glieder" spricht eindeutig für Rheuma nach Grippe. Es ist bekannt, daß echte Herzschmerzen namentlich bei Jugendlichen und auch bei alten Leuten nach Grippeerkrankungen auftreten. Der Stein erwärmt sich gut, wenn man ihn fest andrückt. Es gibt mehrere Jaspisarten: Deutsche, französische, amerikanische, marokkanische und als die wohl edelste Form, den indischen Blutjaspis. Die Größe richtet sich nach der Hautwärme. Bei kühler Haut verwendet man dünnere und kleinere Steine bis zu 5 mm Dicke, viereckig oder sechseckig, Durchmesser 4 - 5 cm, geschliffen, eine Seite poliert. Ob man die polierte oder nicht polierte Seite auflegt, bleibt gleichgültig. Hygienischer ist wohl die polierte Seite. Sogar bei Rheuma der Gesichtsnerven und Ischias lassen sich Wirkungen erzielen, doch muß man bei Ischias dickere und größere Steine anwenden. Wie oft und wie lange man die Anwendung vornimmt, bleibt jedem überlassen. Es wäre daran zu denken, daß über dem Herzen auch gewisse Rhythmusstörungen (bei längerer Anwendung) günstig beeinflußt werden. Hildegard spricht von einer Heilung.

Diamant

„Ist warm und wird von gewissen Bergen des Südens geboren, aus denen man die Schieferplatten zum Dachdecken gewinnt und die auch etwas kristallinisch und einem Glas ähnlich sind. Aus diesem Lehm erhebt sich manchmal ein starkes Getöse wie der Schall eines Hornes. Und weil dieses (Lärmen) heftig und eindringlich ist, wird der Lehm dieses Berges, der sich darum lagert, gespalten, bevor es zu groß wird. So fällt er in eine Art Wasser in Größe eines Kiesels. Nachher ist an dieser Stelle der Lehm schwächer als vorher. Wenn sich hernach eine Überschwemmung der Flüsse ausbildet trägt sie diesen Stein in andere Gegenden.[1)]

Nun gibt es Menschen, die ihrem Wesen nach und auch durch teuflischen Einfluß boshaft sind und darum auch gerne schweigen[2)]. Wenn sie aber sprechen, haben sie einen bohrenden Blick[3)] und wenn sie gar einmal aus sich herausgehen, benehmen sie sich wie Verrückte, die sich aber rasch wieder besinnen. Solche Leute sollen oft oder noch besser fast dauernd einen Diamanten in ihren Mund nehmen. Die Macht dieses Steines ist so groß und kräftig, daß die Bösartigkeit und Böswilligkeit, welche in diesem Menschen steckt, ausgerottet werden.

Auch wer fanatisch ist (freneticus) und lügnerisch und jähzornig, halte diesen Stein (gleichsam) immer in seinem Mund. Diese Übel werden durch die Kräfte des Steines abgewendet.
Wem das Nüchtern sein (Fasten) schwerfällt, lege diesen Stein in seinen Mund. Es mindert seinen Heißhunger und er hält die Nüchternheit länger aus[4)].

Wer vergichtet ist (Arteriosklerose) oder einen Schlaganfall erlitten hat, d. h. jenes Angefallensein (pestis), welches den halben Körper ergreift, so daß er ihn nicht bewegen kann (Hemiplegie, Halbseitenlähmung), der lege einen Diamant einen ganzen Tag in Wein oder in Wasser und trinke die darüberstehende Flüssigkeit ab und die

Vergichtung wird von ihm weichen, auch wenn sie so stark ist, daß seine Glieder zu zerbrechen scheinen[5]. Und auch der Schlaganfall wird leichter.

Wer Gelbsucht hat, lege diesen Diamant-Stein in Wein oder in Wasser und trinke das Darüberstehende und er wird geheilt[6].

Der Diamant ist so hart, daß ihn keine andere Härte übertrifft. Daher dringt er in Eisen ein und graviert in dieses. Weil weder Eisen noch Stahl ihm etwas anhaben können, so macht er den Stahl noch stärker, weil er weder weicht noch zerbricht, bevor er ihn geschärft hat.
Der Teufel ist diesem Edelstein feindlich gesonnen, weil der Stein seiner Mächtigkeit Widerstand leistet. Darum schaudert es den Teufel vor ihm bei Tag und bei Nacht". (H. v. B.)

Die mit Fußnoten versehenen Stellen interpretiert Dr. Hertzka:

1) *Wir wissen, daß man künstliche Diamanten unter starkem Druck erzeugen kann. Vermutlich ist mit den Hildegard-Angaben ein ähnlicher Naturvorgang gemeint. Der Text ist nicht ganz eindeutig. Der Hinweis auf „Schiefer" als Muttergestein der Diamanten könnte durchaus den Graphit meinen. Graphit aber ist reiner Kohlenstoff wie der Diamant auch.*

2) *Die menschliche Rede gilt bei Hildegard als vornehmste Verherrlichung Gottes. Schweigen kann ein Stück Gottesverleugnung sein.*

3) *Ich habe diesen Blick u. a. bei „Dipsomanen" (Quartalsäufer) gesehen, bei denen auch das Schweigen bzw. die harte Rede auffallen und auch bei sexuell Pervertierten.*

4) *Ob Hildegard dabei an die asketische Nüchternheit denkt oder ob sich dahinter eine Wirkung gegen den Heißhunger der Zuckerkranken verbirgt, weiß ich nicht. Wer von dieser Sorge geplagt wird, findet im Diamanten sein Heilmittel. Dies fällt bei den Steinbeschreibungen Hildegards öfters auf, daß nur die unmittelbar Betroffenen erkennen, wie genau ihr Leiden beschrieben wird. Der gegebene Appetitzügler?*

5) *Deformierende Gelenkgicht, Hüftgelenkarthrose, Kniegelenkarthrose.*

6) *Wenn bei Hildegard steht, wird geheilt, dann meint sie auch eine echte Heilung, sonst spricht sie nur von Besserung, Erleichterung und Minderung.*

Die Hilfe bei Schlaganfall

kann ich bestätigen. Obwohl ich mich mit den Edel- und Halbedelsteinen bisher noch kaum beschäftigt habe, kann ich wenigstens über zwei Heilungen bei Schlaganfall durch das „Diamantwasser" berichten:
Während einer Versammlung fiel mir bei einer jungen Frau auf, daß sich beim Sprechen nur eine Mundhälfte bewegte und auch eine Seite der Augennerven und -muskel gelähmt waren. „Ich hatte so etwas ähnliches wie einen Schlaganfall" sagte sie mir, nachdem ich sie fragte, seit wann dies so sei. Anstelle des erwarteten Teerezeptes empfahl ich ihr den Diamant zu probieren. Einige Wochen später kam ich in das Warengeschäft jener Frau und stellte mit Genugtuung fest, daß wieder alles in Ordnung war. Keine Spur mehr von einer Lähmung. Sie konnte wieder herzlich lachen, ohne deshalb aus Scham die Hand vor den Mund halten zu müssen.
Der zweite Fall ereignete sich erst vor wenigen Monaten. Ein Bekannter erhielt nach einem Arbeitsunfall die Symptome eines Schlaganfalles: Halbseitige Lähmung am ganzen Körper. Die Angehörigen „schmuggelten" in einer Mineralwasserflasche das „Diamantwasser" in das Krankenhaus, wo jener Mann lag. Nach zwei Wochen stieg er mit Hilfe eines Stockes mehrmals am Tag vom siebenten

Stock in den ebenerdig gelegenen Aufenthaltsraum die Treppe herunter. Vor wenigen Tagen kam er mit dem Moped und sagte mir: „Am Montag beginne ich wieder mit der Arbeit. Soviel in Kürze über die Steine.

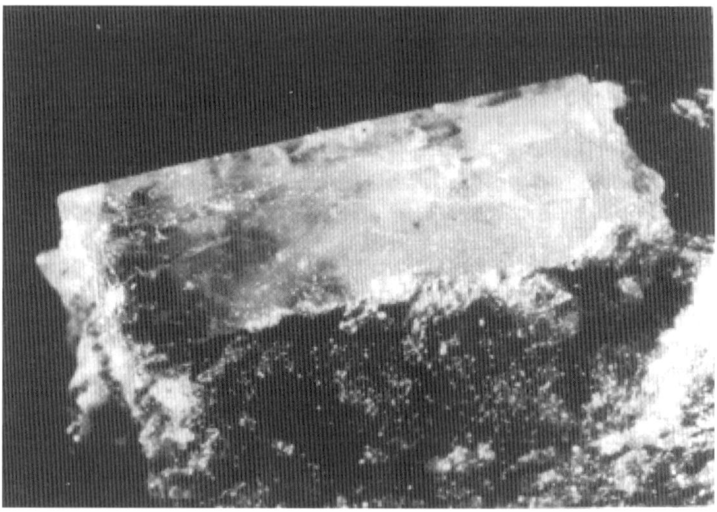

Die Systematik in der Hildegard Medizin

Unter dem Titel „Was ist Hildegard-Medizin?“ darf man einen groben Umriß dieser Naturheilverfahren in einer einfach und jedermann verständlich geschriebenen Ausdrucksweise erwarten. Tatsächlich stellt das bisher Gesagte noch keine besonderen Ansprüche an den Leser. Wir befanden uns bislang auch fast ausschließlich auf der ersten (untersten) Stufe und wurden mit „Milchnahrung“ versorgt. Hildegard bietet aber auch handfeste Kost und für unsere heutige Zeit sogar unverdauliche Brocken. Sie sollen auch ein wenig von der höheren und hohen Schule der Hildegard-Medizin erfahren und zumindest eine leise Ahnung davon bekommen, daß hinter den einfachen Ratschlägen eine Ordnung, ein Plan, ja ein perfektes System steht. Je deutlicher wir die ganze Systematik dahinter erkennen, umso interessanter wird Hildegard für uns. In diesem System ist Arbeit für einige Generationen. Erst eine „Hildegard-Generation“ wird Hildegard's Schriften in ihrer tiefsten Bedeutung mit all den vielfältigen Zusammenhängen erkennen und verstehen können. Daran ist in unserer „Pionierzeit“ noch gar nicht zu denken. Wir sind schon froh, wenn wir alles im Groben überblicken können.

Die zwei medizinischen Werke Hildegards sind:

Die Physika (Naturkunde) und
Causae et curae (Ursachen und Behandlung der Krankheiten),

das sogenannte Lehrbuch. Es gibt dann noch weitere Werke, die in medizinische Bereiche hineinreichen; Und zwar:
LIBER VITAE MERITORUM (Der Mensch in der Verantwortung) u.
DE OPERATIONE DEI (Welt und Mensch)

Auf eine ganz primitive Formel gebracht, können wir uns den „Plan“ in etwa so vorstellen: In der Physika finden

wir ein Rezept gegen die Krankheit und im Lehrbuch steht, warum und woher es kommt. Forschen wir weiter, so entdecken wir in der Psychotherapie (Der Mensch in der Verantwortung) auch die seelischen Hintergründe. Wenn uns das noch immer nicht genügt, erkennen wir in der Kosmoslehre (Welt und Mensch), die Wurzel und Erstursache unserer Probleme. Hier sehen wir die Stellung des Menschen zur Welt, zum Kosmos und Gott gegenüber.
Wir werden uns mit so schwierigen Themen hier nicht beschäftigen .

Nun machen wir einen kurzen Blick in die „Mittelschule", in das Lehrbuch. Hier erfahren wir die Ursachen und Behandlung von Krankheiten. Es ist **d a s** Buch für den Hildegard-Arzt oder Hildegard-Heilpraktiker. Aber auch der Hals-Nasen-Ohrenspezialist, der Rheumaspezialist, der Herzspezialist, der Frauenarzt und viele andere Fachärzte finden darin ihr hildegardisches Spezialwissen. Versteht sich, daß es hier nicht mehr ganz so einfach, nicht mehr ohne Vorkenntnisse und Einfühlungsvermögen abgeht. Es erfordert jedoch für Ärzte ein Umdenken, wodurch es für sie oft schwer wird, diese Pathologie zu verstehen. Nicht selten wird das fachliche Vorwissen zur Belastung, weshalb Unvorbelastete möglicherweise die Dinge leichter verstehen, weil sie dann nur dieses System kennen und nicht zwei verschiedene Lehren. Wer dieses Buch verstanden hat, versteht auch zu heilen, weil er weiß, wo der Hebel anzusetzen ist und wie. Hier werden Vorgänge vom menschlichen Organismus beschrieben, die der modernen Medizin noch unbekannt sind. Hildegard beschreibt Abläufe in einem Kleinstlebewesenbereich, die vermutlich im günstigsten Fall von einem Elektronenmikroskop sichtbar gemacht werden können. Es beweist unter anderem, daß sie dies nicht erforscht oder erprobt haben kann.

Im ersten Hauptteil des Buches werden die Entstehungsursachen und in der zweiten Buchhälfte die Behandlungsmethoden beschrieben. Innerhalb dieser beiden „Hauptprogramme“ finden wir zahlreiche „Unterprogramme“. Ähnlich dem Baukastensystem bei Computern lernen wir Chip für Chip - in sich abgeschlossene Module mit fest verdrahteten Schaltkreisen - kennen. Derartige „Schaltkreise“ heißen dann Säftelehre, Typenlehre, Harnlehre, Sexuallehre, Augentypen, Blutgruppen usw. Alle „Chips“ zusammen ergeben die „Maschinerie Mensch“ mit all seinen Funktionen und Fehlsteuerungen. Man kann also „Spezialgebiete“ wie einen Baustein, ein Modul, herausnehmen und im Detail studieren. Sehen wir uns so einen „Baustein“ einmal an:

Die Typenlehre

Von einem Hildegard-Arzt wird schon auch einiges verlangt: Er muß über viele Zusammenhänge Bescheid wissen. So sieht er z. B. sofort beim Betreten der Ordination, mit welchem Typ er es zu tun hat. Vorausgesetzt, er hat sich dieses Wissen angeeignet.

Hildegard unterscheidet vier Frauentypen.

1.: Die blutreiche Frau: Neigt zur Beleibtheit, hat dünne Gefäße, gesundes Blut und kräftiges Fleisch. Die Gesichtsfarbe ist hell, in der Liebe ist sie entgegenkommend, in kunstvollen Arbeiten genau. Hat eine kräftige Gebärmutter und ist fruchtbar. Ohne Gatten wird sie krank. Sie muß auf eine geregelte Menstruation achten, sonst wächst in ihrem Fleisch ein Wurm (Krebs).

2.: Die phlegmareiche Frau: Ist mager, hat wenig Fleisch, aber dicke Gefäße. Ihr Gesichtsausdruck ist ernst und ihre Haut braun. Sie ist fleißig und tüchtig, aber etwas männlich. Auf Männer wirkt sie anziehend, ist auch fruchtbar und leicht empfänglich. Sie leidet nicht viel bei Entzug männlicher Beziehungen, wird aber im Alter unangenehm, unleidlich. Bleibt sie unehelich, so neigt sie zu Maßlosigkeit. Es wächst ihr auch ein Bartflaum am Kinn. Wird der Blutfluß vorzeitig unterbrochen, so befällt sie leicht ein Kopfleiden (Migräne) oder Geschwür (Myom) und Milzleiden.

3.: Die gallenreiche Frau mit zartem Fleisch, groben Knochen, dickem Blut und starker Menstruation. Sie ist klug, wohlwollend, fruchtbar, aber gefürchtet. Männer lieben diesen Typ mit Respekt und Scheu. In der Ehe ist sie keusch und treu.
Bleibt sie ledig, so wird sie (körperlich) schwach, weil sie nicht weiß, welchem Mann sie die Treue halten sollte. Bei vorzeitigem Ende der Menstruation besteht die Gefahr eines Brustkrebses.

4.: Die schwarzgallige Frau: ist mager, hat dicke Gefäße und ihre Gesichtsfarbe ist mit einem blaugrauen Ton gemischt. In ihren Gedanken ist sie unstet, windig und bei Unpäßlichkeiten launenhaft. Sie wird leicht schwermütig und hat ein wenig widerstandsfähiges Naturell. Dazu eine schwache Gebärmutter, welche den männlichen Samen nicht aufnehmen und erwärmen kann. Ohne Mann wäre sie gesünder und fröhlicher, denn ehelicher Verkehr schwächt sie.

Das alles soll die Heilige Hildegard geschrieben haben? Sie hat nicht nur dies, sondern noch viel intimere Dinge geschrieben.
Eine entsprechende Typenlehre wie für die Frauen, gibt es natürlich auch für Männer. Für den Hildegardarzt ist die Typenlehre eine große Hilfe bei der Diagnose und erleichtert die Festlegung der Therapie wesentlich.

Die „Säftelehre“ haben wir im Kapitel Rheuma schon gestreift. Sie stammt ebenfalls aus dem Lehrbuch. Desgleichen das Kapitel über die Hämorrhoiden. Immer, wenn wir die Erklärung für eine Krankheit suchen, nach dem „warum, wieso und woher“ fragen, müssen wir im Lehrbuch nachsehen. Es birgt noch zahlreiche geheimnisvolle Zusammenhänge. Welcher Wissenschaftler und

Chromosomenspezialist würde von sich aus auf die Idee kommen, daß z. B. die einzelnen Mondphasen - während er zu und abnimmt - individuellen Einfluß auf die Eigenschaften des Menschen zum Zeitpunkt der Zeugung haben? Jede der dreißig Mondphasen (15 zunehmende und 15 abnehmende Tage) prägt einen eigenen Menschentyp. Würde diesem „Phänomen" mehr Beachtung geschenkt, so hätten Ehepaare schon bei der Zeugung ihrer Wunschkinder die Möglichkeit, auf die wünschenswertesten Eigenschaften dieses werdenden Kindes Einfluß zu nehmen. Um einen Vergleich zu haben, zwei Beispiele:

„Wer im fünfzehnten Mond empfangen wurde, wird, wenn es ein Knabe ist, in Ehre und Glück leben, in allen seinen Werken, die er angefangen hat, tüchtig, und wird in ihnen nicht nachlassen, sie seien gut oder böse, weil er bei Vollmond empfangen ist. Er ist gesund am Körper und wird nicht lange leben. Wenn es aber eine Frau ist, wird sie löblicher Art werden, eingenommen für Neuheiten, sie wird geehrt werden in dem, was Gott gebührt, leicht verlorengehen, wenn sie Gott nicht die Ehre gegeben hat. Sie wird leicht körperlich krank, aber bald wieder gesund und nicht lange leben.

Der zehnte Mond. Wer im zehnten Mond empfangen wird, wird rechtschaffen, bieder und tüchtig sein, glücklich, gesund am Körper und lange leben. Wenn es aber eine Frau ist, so wird sie rechtschaffen sein und geliebt von ihren Mitmenschen, begehrenswert wie eine Lilie, ordentlich und glücklich. Sie wird leicht krank, wird sich aber bald erholen und lange leben" (H. v. B.)

Es würde zu weit führen, auf noch mehr Themen einzugehen, doch sei wenigstens angedeutet, daß auch der Geburtsmonat den Menschen eine gewisse Prägung und Veranlagung mitgibt. Nicht die Tierkreiszeichen - ob Fisch oder Wassermann - nein, der Geburtsmonat ist dafür ausschlaggebend. Weiters spielen die neun Monate des Kindes im Mutterschoß sowie die Beschaffenheit des Samens, von dem Hildegard drei große Gene unterscheidet, eine entscheidende Rolle für die Fähigkeiten und Veranlagungen des werdenden Menschen. Das ergäbe eine völlig neue Sexuallehre. Hier würde der höchste Wert Hildegards liegen. Das ist eine große Hoffnung in einer scheinbar hoffnungslosen Welt, in der das Leben oft so gering geachtet wird. Es ist in der Vorsehung „vorgesehen", daß unsere Zeit der Hildegard geradezu entgegenkommt und eben kein Zufall, daß ihre Schriften 800 Jahre lang verborgen waren. In unserem Jahrhundert ist das Verständnis und die Erkenntnis so weit fortgeschritten, daß sie nun für Hildegard langsam reif wird. Viele Hildegardfreunde bekennen sich dazu, daß es eine Gnade ist, mit Hildegard bekannt zu werden, und es ist wahrhaft ein Gnadenangebot an die Menschheit, ein Ausweg aus vielen Irrwegen. Es liegt an uns, das Beste daraus zu machen. Die Welt braucht Hildegard, deshalb schließe ich mich dem schweizerischen, evangelischen Schriftsteller Walter Nigg an, wenn er in seinem Buch „Der christliche Narr" schreibt: „UNSERE RETTUNG LIEGT IN DER RÜCKKEHR ZU UNSEREN MYSTIKERN, OHNE DAS MODERNE WISSEN AUFZUGEBEN".

Zum Ausklang

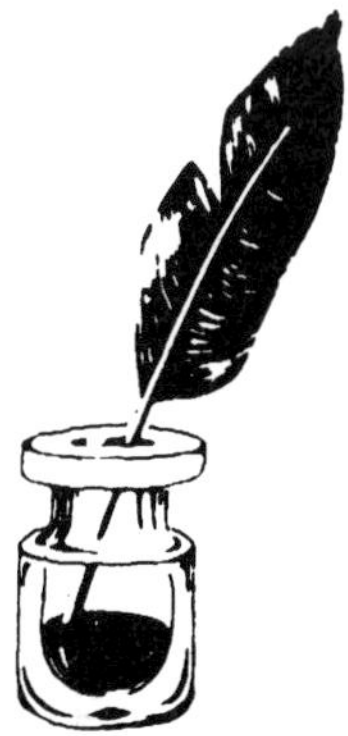

Nun haben Sie eine Vorstellung von den Heilmethoden Hildegards. Wenn Sie noch nie zuvor von einer „Hildegard-Medizin" hörten, war es nicht ein Ausflug in ein völlig neues Naturheilsystem? Fühlen Sie sich von Hildegard angesprochen? Wenn ja, dann lade ich Sie ein, sich dem „Bund der Freunde Hildegards e. V." (A-4880 St. Georgen) anzuschließen. Dort setze ich meine Schreibarbeiten nun wieder in der Vereinszeitschrift „St. Hildegard-Kurier" fort, deren erste zwanzig Hefte Sie nun „nachgelesen" haben .

Vielen Menschen wurde durch Hildegard's Naturheilmethoden in leichten und schweren Erkrankungen bereits große Hilfe zuteil. Hildegard bietet uns nicht nur eine fundierte Grundlage für eine vernünftige Lebensweise sondern auch einen nahtlosen Übergang zu einfachen Heilmitteln aus der gesamten Schöpfung.
Wenn uns heute die Chemie auf Schritt und Tritt begleitet, ja zur bedrohlichen Horrorvision wird, (Waldsterben - wann stirbt der Mensch?), müßte da nicht jeder vernünftige Mensch nach dieser Alternative greifen?
Für die ermutigenden Anregungen, dieses Buch zu schreiben, danke ich den vielen Hildegardfreunden, welche bereits sehnsüchtig darauf warten. Mein besonderer Dank gilt unserem „Hildegard-Doktor" (Dr. med. Hertzka) für seine großartigen Pionierarbeiten und ständige Hilfsbereitschaft in allen Belangen Hildegards.

Aus dem Inhalt

Bund der Freunde Hildegards

Der Verein wurde 1976 gegründet und hat zur Zeit rund 10.000 Mitglieder aus allen deutschsprachigen Ländern.

Wir wollen das gesamte geistige und naturheilkundliche Gedankengut der Hl. Hildegard v. B. einem interessierten Publikum in allgemein verständlicher Form nahebringen.

Dies erfolgt unter anderem durch das Vereinsmitteilungsblatt, dem „St. Hildegard-Kurier“, welcher 3 x pro Jahr erscheint. Darüber hinaus bemühen wir uns, Seminare, Kochkurse, sowie spezielle Wünsche der Mitglieder, wie etwa Kräuterwanderungen, durchzuführen.

Unsere vornehmste Aufgabe besteht darin, das bislang unter dem Schäffel stehende Licht (Hildegards Schriften) auf einen geeigneten Platz zu stellen.
Viele, über Bord geworfene Orientierungshilfen erfahren bei Hildegard einen neuen Stellenwert. Das vielfach unausgewogene Verhältnis der Menschen zum Schöpfer, der ganzen Schöpfung und zu den Mitmenschen kann wieder in Einklang gebracht werden. Menschen, die nicht mehr wissen, wofür es sich heute noch lohnt, sich einzusetzen, finden bei Hildegard gültige Antworten auf alle Fragen ihres Lebensbereiches. Dies ermöglicht es, das Leben sinnvoller, glücklicher und vor allem auch beschwerdefreier zu gestalten .
Wir freuen uns über die ständig wachsende Zahl der Hildegard-Freunde und heißen auch Sie herzlich willkommen.

Bund der Freunde Hildegards, A-4880 St. Georgen i. Attg.
Jahresbeitrag: € 15,–

Weitere „Hildegard-Bücher"

Bücher von Dr. med. Hertzka / Dr. Strehlow

C So heilt Gott
C Das Wunder der Hildegard-Medizin
B Die Edelsteinmedizin d. hl. Hildegard
B Die Küchengeheimnisse d. H.Medizin
B Große Hildegard-Apotheke
C = Christiana-Verlag CH-8260 Stein a. Rhein
B = Bauer-Verlag D-79900 Freiburg/Breisgau

Übersetzungen der großen Werke Hildegards:
Otto Müller-Verlag A-5020 Salzburg

Wisse die Wege (SCIVIAS)
Welt und Mensch
Der Mensch in der Verantwortung

Vom selben Autor:

Band 2: Eine neue Ära der Medizin?

Im zweiten Band setze ich meine Erfahrungen mit der Hildegard-Medizin fort. Hier ein Auszug aus dem Inhaltsverzeichnis: Hildegard als Prophetin, Hausapotheke, Einstieg in die Hildegard-Küche, Magen-Darmsanierung, Nierensteine, Allergien, Neurodermitis, Krebs, Depressionen, Streß & Schwäche, Angst und Panik, Leib und Seele, Grundfragen des Lebens, der Schlüssel zur Psychotherapie, der Aderlaß und vieles andere mehr.
Taschenbuchformat, 290 Seiten.